TRINITY

Teresa Schuhl

WÜSTEN
Die Heilkunst der starken Frauen
MÄDCHEN

TRINITY

Umschlaggestaltung: Hauptmann & Kompanie Werbeagentur, Zürich
Satz: BuchHaus Robert Gigler, München
Druck und Bindung: Pustet, Regensburg
ISBN 978-3-941837-15-7

www.trinity-verlag.de

In Liebe meinen Eltern
Magdalena und Josef gewidmet

INHALT

Der Ruf

Er ist leise, der Ruf deines Herzens,
dem du folgen sollst.
Du vernimmst ihn in der Stille der Zeit.
Er drängt sich nicht auf, er kommt wie ein Hauch,
der Ruf deines Herzens.

Teresa Schuhl

Vorwort

ICH KOMME WIEDER!

Geistiges Heilen – das ist es, was die Menschen zu mir zieht. Bis zu einem Jahr Wartezeit nehmen sie in Kauf, um durch liebende Berührung und heilendes Bewusstsein zu gesunden. Manche haben stundenlange Autofahrten hinter sich, andere kommen mit der Bahn oder mit dem Flugzeug angereist. Was sie alle verbindet: Es sind Menschen, die krank sind, oft unheilbar krank. Viele sind verzweifelt, aufgegeben von der konventionellen Medizin. Meist haben sie einen langen, erschöpfenden Kampf gegen ihre Krankheit hinter sich, gegen ein Phantom, das sich mit quälenden Symptomen in ihrem Leben eingenistet hat.

Diese Patienten leiden nicht nur unter Schmerzen oder Behinderungen, sie haben oft auch ihre Lebensenergie und ihre sozialen Bindungen verloren. Ihre Selbstheilungskräfte versagen. Sie können ihr Leben nicht mehr meistern und sorgen sich um ihre Familien und um ihre Existenz. Ängste nehmen von ihnen Besitz, die Furcht vor Ablehnung und Einsamkeit, vor allem aber die Angst, alles zu verlieren, was sie aus tiefstem Herzen lieben. Ihr Leben entgleitet ihnen.

Seit vielen Jahren arbeite ich mit dem Arzt Dr. Wolfgang Bittscheidt zusammen, der sich nach langer Tätigkeit als Orthopäde dem geistigen Heilen zuwandte. Wenn die Menschen in unsere Praxis kommen, so ist es, als seien sie einem Ruf gefolgt. Manchmal frage ich sie, wo sie bisher

Hilfe gesucht hätten. Dann schildern sie einen langen, vielfach verschlungenen Weg, auf dem die Hoffnung auf Heilung immer mehr dahinschwand. Bis sie sich schließlich an eine letzte Möglichkeit erinnerten, die in einem entlegenen Winkel ihres Bewusstseins immer da gewesen war: das geistige Heilen.

Sicher, es gibt auch Skeptiker. Aber wer den Weg in unsere Praxis gefunden hat, braucht keine Erklärungen mehr, wie denn das Heilen mithilfe von Bewusstsein, Glauben und Gebet möglich sein kann. Ein Patient, der erleben musste, dass alle üblichen Therapien wirkungslos blieben, interessiert sich nicht mehr für irgendwelche wissenschaftlichen Theorien. Stattdessen ist er auf der Suche nach einer geistigen Kraft, auf die er nun seine Hoffnungen setzt.

Weise Menschen sagen: Wenn du dich selber kennenlernen möchtest, musst du in deine Tiefen hinabsteigen. Auch ich begegnete meinem wahren Selbst erst, als ich immer schneller in die Tiefe stürzte. Und dann geschah etwas Wunderbares: Jemand ergriff meine angstvoll ausgestreckte Hand und hielt im letzten Augenblick meinen Sturz ins Bodenlose auf. Allein, mittellos, gequält von Krankheit und Depression erlebte ich, dass ein solch tiefer Sturz nicht das Ende sein muss, sondern der Beginn sein kann von etwas ganz Neuem. Diese Erfahrung hat mich verändert. Vor allem hat sie mir einen völlig neuen Blick auf das gewährt, was wir Krankheit nennen.

Denn ich erkannte, dass eine Krankheit manchmal auch ein Freund sein kann, der mir zu Hilfe kommt, ein Wegweiser, den zu übersehen ein Fehler wäre. Dieser Freund steht an der Weggabelung, wenn wir die Richtung verloren haben. Oft führt er in Abgründe, in die wir uns niemals freiwillig begeben hätten – dafür sind wir viel zu sehr im Bann vermeintlicher Sicherheiten und trügerischer Oberflächlichkeiten gefangen. So gelangen wir in die elementaren Schichten unseres Seins und empfangen schließlich den Lohn für unsere Suche: Wir empfangen das Geschenk der Heilung.

Sicherlich sind Sie verblüfft, wenn Sie diese Sätze lesen, schließlich sind Krankheiten für die meisten Menschen eine Bedrohung. Sie fürchten Krankheiten als eine Gefahr, die man ausmerzen muss, mit allen Mitteln. Unsere gesamte Medizin baut auf dieser Haltung auf, und wir nutzen nicht den eigentlichen Wert der Krankheit. Durch Krankheit werden wir dazu angehalten, uns allen Höhen und Tiefen unserer Lebensgeschichte zu stellen, die wir glaubten, auf dem Dachboden unseres Lebens verstecken zu können.

Es gibt eine geistige Macht, die uns mit jeder Krankheit das Werkzeug reicht, mit dem wir die nötigen Schritte bewältigen können. Ohne diese Macht bliebe unser Blick verstellt von den Täuschungen einer rein materiell ausgerichteten Kultur. Allzu viele lassen sich von der Vorstellung berauschen, dass das Ich regiert und sich – angetrieben von Gier, Neid und Hass – alles nehmen kann. Deshalb müssen wir lernen, wieder die richtigen Werkzeuge in die Hand zu nehmen, um gesund zu werden, körperlich und seelisch.

Mit der geistigen Kraft aber erkennen wir neue Möglichkeiten des Überlebens. Alle bisherigen Lebensgrundsätze werden dabei einer kritischen Prüfung unterzogen. Alles, was uns daran hindert, unser authentisches Selbst zu begreifen, wird über Bord geworfen. So befreien wir uns. Und weil das Leben uns liebt, weil es uns zur Erfüllung unseres Lebenssinnes führen will, schickt es uns so lange immer neue Krisen, bis wir die Lehre verstanden haben. Bis wir uns schließlich so verhalten, wie es das Beste und Gesündeste für uns ist. Dann leben wir im Einklang mit unserer Natur und beginnen zu ahnen, welche Macht uns gerettet hat.

Manchmal werde ich gefragt, ob es ein Geheimnis gibt, das sich mir offenbart hat. Oder ob ich eine bestimmte Methode verfolge, mit der ich den Menschen helfe. Die Antwort ist: Es gibt kein Geheimnis und keine Methode. Ich lege den Menschen die Hände auf und bete mit ihnen. Zugleich sehe ich, was sie bedrückt, welche Lebensthemen sie bewegen. Ich bin sicher, dass ich dabei geführt werde, so wie ich selbst auf den Weg des Lernens geführt wurde, der mich aus dem Dunkel zum Licht geleitete. Durch Gott lernte ich die Liebe als heilende Energie kennen. Sie ist es, die ich weitergebe, jeden Tag.

Warum ich das weiß? Ich habe es weder gelesen noch erlernt. Es ist ein Wissen, das in mir existiert, ohne dass ich es mir aneignen musste. Aber ich ahne, dass es aus früheren Zeiten stammt. Ist es ein Wissen aus Träumen – oder sogar aus früheren Leben? Auf diesen Gedanken kam ich durch ein Erlebnis, das mich über Zeit und Raum hinweg in eine längst vergangene Epoche trug.

Während eines Urlaubs in Spanien fühlte ich mich plötzlich aus unerklärlichen Gründen elend – obwohl ich normalerweise so gut wie nie krank werde. Es war so, als beträte ich einen Raum, in dem ich mich spontan unwohl fühlte, ohne sagen zu können, warum. Ich litt unter Migräneattacken und hatte derart schlimme Rückenschmerzen, dass ich kaum noch stehen konnte. Wolfgang, mit dem ich gemeinsam meine Praxis betreibe und der mich auf der Reise begleitete, behandelte mich zunächst chiropraktisch. Er versuchte alles Mögliche, probierte dies und das, doch nichts half.

Schließlich bat ich ihn, das unter Heilern Naheliegendste zu tun, nämlich mir die Hand aufzulegen. Es ist die älteste Form der Heilkunst. Jeder beherrscht sie intuitiv, wenn er sich über die schmerzende Stirn streicht. Jede Mutter wendet sie an, wenn ihr Kind über Bauchweh klagt und sie ihm sanft den Bauch massiert. Eine zärtliche Berührung ist Liebe, und nichts anderes bedeutet Heilen. Während Wolfgang mir die Hände auflegte, tat er etwas, was er nie zuvor getan hatte: Er sprach das Vaterunser in lateinischer Sprache. In dem Augenblick, als ich seine Worte hörte, passierte etwas Seltsames. Schlagartig glitt ich in eine andere Welt. Doch das war noch nicht alles. Ich spürte, wie sich mein Körper veränderte. Ich wurde größer, hatte mit einem Mal lange Haare, selbst mein Busen fühlte sich anders an. Eine Zeitreise begann.

Wo war ich? Verwirrt sah ich mich um. Im Zwielicht der Morgendämmerung erkannte ich einen mittelalterlichen Marktplatz, der trotz der frühen Stunde voll von Menschen war. Mitten auf dem Platz stand ich, an einen Pfahl festgebunden. Meine nackten Füße berührten Holz und Reisig. Entsetzt wurde mir klar, dass ich auf einem Scheiterhaufen stand. Mein zitternder Körper war nur mit einem Nachthemd bekleidet, offenbar hatte man mich mitten in der Nacht aus dem Bett geholt. Mir stand der Weg vor Augen, auf dem ich barfuß und mit gefesselten Händen hierher geführt worden war. Schaudernd blickte ich in die Gesichter der Menschen, die neben mir hergelaufen waren und sich nun auf dem Platz versammelten. Viele waren mir vertraut, Menschen, die ich behandelt hatte, mit Kräutern, mit Gebeten. Doch niemand half mir. Niemand zeigte Mitleid. Da waren nur Geringschätzung, Schaulust, vielleicht sogar Schadenfreude, die sich in den Mienen widerspiegelten. Um mich herum war es so still, dass ich eine Feder hätte fallen hören können. Keiner hatte den Mut, für mich einzutreten.

Gebete erklangen in meinen Ohren und übertönten das Gemurmel der aufgebrachten Menge. Ein Priester trat auf mich zu, doch er war es nicht, der für mich betete. Stattdessen zwang er mich, zu bekennen, dass ich mit dem Teufel im Bunde sei und sein schändliches Teufelswerk verrichtet hätte. Die unbarmherzige Inquisition hatte beschlossen, dass ich die höchste Strafe verdiente. Schließlich entzündete der Henker eine Fackel und warf sie in das trockene Reisig des Scheiterhaufens.

Helle Flammen loderten auf. Ich fühlte, wie meine Füße anfingen zu brennen, aber ich spürte keinen Schmerz. Nicht das Feuer verletzte mich, sondern die unendliche Enttäuschung über die Menschen, die nicht den Mut hatten, zu sagen, dass ich sie geheilt hatte. Ihr gleichmütiges Schweigen zerriss meine Seele. »Warum tun Menschen im Namen Gottes so schreckliche Dinge?«, fragte ich mich in höchster Verzweiflung. »Wie können sie diese wunderbare Macht derart missbrauchen und unschuldige Menschen verurteilen?« Ich schrie laut, doch es war nicht das Feuer, das mich vernichtete, meine gequälte Seele schrie. Es war, als ob ich den Schmerz der ganzen Welt durchleiden würde. Kurz bevor ich das Bewusstsein verlor, sah ich noch einmal hoch und blickte in die strahlend blauen Augen eines kleinen Kindes. Mit letzter Kraft sagte ich: »Ich komme wieder.«

War es ein Traum? Eine Vision? Oder eine Botschaft aus vergangenen Zeiten? Es spielt keine Rolle. Denn als ich aus diesem schrecklichen Albtraum erwachte, wusste ich, dass es um die wiedergefundene Essenz meiner Seele ging. Um meine Bestimmung.

Ich habe nie nach einer Aufgabe gesucht. Die Aufgabe war immer da, denn Gott kennt mich, und Gott kennt meinen Weg. Ich bin diesen Weg gegangen, und wenn ich auch oft verzweifelte, so wusste ich doch immer: Gott gibt mir genau das Maß an Kraft, das ich für meine Aufgaben brauche. Gott ist für mich Schicksal, Universum, Sonne, Mond, Sterne und Geliebter. Gott ist die liebende Energie, die ich spüren und weitergeben darf.

Ich möchte dieses Buch besonders den Frauen widmen. Denn es liegt mir am Herzen, dass Frauen wieder zu ihrer wahren Weiblichkeit zurückfinden. Sind es nicht die Mütter, die in allen Zeiten und allen Kulturen im Zentrum der Familie standen? Stark, mutig und mit dem unerschütterlichen Glauben daran, dass sie ihre Kinder sicher und behütet ins

Leben führen? Wer könnte schon so unendlich und bedingungslos lieben wie Mütter? Ihre grenzenlose Opferbereitschaft ist es, die ihnen von jeher die Fähigkeit verlieh, zu trösten und Schmerzen zu lindern. Das ist der Schlüssel zu ihrer starken Intuition und zu den ungeheuren Kräften, die sie zu Heilerinnen machten.

Heute wird jedoch ein anderes Bild angestrebt. Es ist bestürzend zu sehen, dass immer mehr Frauen ihre Weiblichkeit verleugnen. Sie meinen, dass sie sich mit männlichen Verhaltensweisen besser behaupten könnten, und verweigern sich deshalb der traditionellen Frauenrolle. Aus hingebungsvollen Müttern werden moderne Amazonen, bestens ausgerüstet, um sich in einem feindlichen Umfeld Respekt zu erkämpfen. Oft gelingt das auch, doch es ist ein vergifteter Sieg. Unbemerkt blockieren sie ihre Potenziale und verlieren die eigentlich unerschöpfliche Kraft, die seit Jahrtausenden den Fortbestand der Menschheit sicherte.

Auch ich ging zunächst den männlichen Weg, in einer Umgebung, die Mädchen als zweitrangig behandelte. Ich wurde zur Kriegerin, immer bereit zum Kampf, immer darauf bedacht, mir meinen Platz zu erobern. Bis ich mich selbst bekämpfte, so heftig, dass ich in Lebensgefahr geriet und krank wurde, todkrank.

Ich hatte das Wichtigste vergessen: meine weibliche Seite. Erst als ich endlich mein Frausein auslebte, fand ich Frieden. Erst als ich das große Mysterium der mütterlichen Liebe entdeckte, bekam ich Zugang zu meinen schützenden und heilenden Kräften. Sie waren mir in die Wiege gelegt worden, in jenem rätselhaften, fernen Tadschikistan, wo ich einst aufwuchs, ein lebenshungriges, selbstbewusstes Mädchen, das sich auf eine lange Reise zu sich selbst begeben musste.

Durch meine eigene Geschichte weiß ich: Wenn wir Frauen uns von falschen Vorbildern befreien, sind wir die

Königinnen der Welt: stark und demütig, selbstbewusst und liebevoll. Wir können geben, ohne aufzurechnen. Wir können lieben, ohne die Angst, uns aufzugeben. Wir gesunden an Körper und Seele, weil wir im Einklang mit uns und der Welt leben. Und wir begreifen, dass unser Körper uns mit jeder Krankheit Signale sendet, die uns auffordern, zu unserem wahren seelischen Kern zu gelangen.

In diesem Buch möchte ich Ihnen zeigen, dass jeder den Weg des erwachenden Bewusstseins gehen kann, auch Sie. Es ist nie zu spät, sich seiner Geschichte zu stellen. Es ist nie zu spät, sich selbst anzunehmen und an Schicksalsschlägen und Krankheiten zu wachsen. Was auf Sie wartet, ist das Ende der allgegenwärtigen Angst, die so viele Menschen heute verunsichert. Es würde mich freuen, wenn Sie in diesem Buch Anregungen finden würden, Ihre eigenen Lebensthemen zu klären, Ihre Ängste freizulegen und schließlich zu überwinden. Hören Sie auf den Ruf Ihres Herzens. In diesem Sinne wünsche ich Ihnen eine spannende und aufschlussreiche Lektüre!

Nur die Wahrheit heilt

Perlen sind kostbar.
Um reifen zu können,
müssen sie in geheimen Tiefen des Ozeans wachsen.
Jede von ihnen ist einzigartig,
keine ist wie die andere.

Teresa Schuhl

1. Kapitel

UNTER GLÜHENDEN SONNEN: MEINE KINDHEIT IN TADSCHIKISTAN

Tiefe Stille erfüllt den Behandlungsraum. Eine Frau ist zu mir gekommen, die seit Langem mit einer schweren Krankheit kämpft. Anfangs wirkte sie furchtsam und verschlossen, heute jedoch erscheint sie wie verwandelt. Etwas in ihr ist in Bewegung geraten. Ich sehe es an ihrem klaren Blick, an dem inneren Leuchten, das ihr Gesicht erhellt, an dem Ausdruck tiefen Friedens in ihren Augen. Noch vor wenigen Tagen wirkte sie gedemütigt, gehetzt, gebrochen. Was ist geschehen?

»In den ersten Tagen passierte nichts Außergewöhnliches«, sagt sie leise. »Heute aber habe ich etwas gesehen, das sich klar gezeigt hat und doch unglaublich klingt. Aber bevor ich Ihnen davon erzähle, möchte ich erst von meinem tiefen Schmerz sprechen, der mich schon so lange quält. Denn bis jetzt war es mir nicht möglich, überhaupt darüber zu reden, und ich glaube erst jetzt verstanden zu haben, wo ich mich all die Zeit befand.«

Sie fängt sehr leise an zu sprechen, so, als wollte sie das friedvolle Gefühl, das sie an diesem Morgen geschenkt bekommen hatte, nicht verlieren: »Ich hatte einen wunderbaren Beruf, der mir viel Freude bereitete, und auch sonst ging es mir sehr gut. Ich führte ein nach außen hin unbeschwertes Dasein; schöne Kleider, ausgefallene Reisen und regelmäßige Kaffeekränzchen mit Freundinnen waren der Inhalt meines Lebens. Alles änderte sich, als meine Schwiegermutter bei uns einzog. Wissen Sie, Frau Schuhl, mein Mann und ich, wir haben keine Kinder. Unser Haus war groß genug, und so konnten wir sie nach dem Tod meines Schwiegervaters gut bei uns aufnehmen. Die erste Zeit war sehr harmonisch, wir unternahmen gemeinsame Ausflüge, und sie führte mich in ihre Kirchengemeinschaft ein. Mein anfängliches Interesse an ihrer Religion ermutigte meine Schwiegermutter, mich mehr und mehr für ihren Glauben und ihr Leben zu vereinnahmen. Sie ist eine sehr fromme Frau, fast täglich geht sie in die Kirche, und das erwartete sie auch von mir.

Ich glaube, erst jetzt wird mir klar, warum ich damals krank wurde. Ich schaffte es nicht, ihr verständlich zu machen, dass ihr Weg nicht mein Weg war und ihr Gott nicht mein Gott. So flüchtete ich in die Krankheit, in der falschen Hoffnung, von ihr in Ruhe gelassen zu werden. Doch nun wurde alles nur noch schlimmer. Ab jetzt war ich für sie eine Sünderin, die Gott mit einer Krankheit strafte, und das ließ sie mich bei jeder Gelegenheit spüren. Ich solle Buße tun, damit Gott Gnade mit mir walten lasse und das Böse von mir weiche.

Ich weiß, das klingt schrecklich, doch sie redete so lange auf mich ein, bis ich Schuldgefühle bekam. Irgendwann glaubte ich tatsächlich, dass das Böse in mir sei, denn in meinem Herzen lehnte ich ja ihren Gott ab. Er war mir regelrecht zuwider. So vergingen Jahre, und es wurde für mich unerträglich, ich fühlte mich immer schuldiger und schlechter. Ich wurde krank, sehr krank. Die Diagnose lautete Krebs. Mir war sofort klar: So, jetzt hat dich das Böse fest im Griff. Jetzt bist du verloren. Als ich von Ihrer Arbeit erfuhr, bekam ich Hoffnung, dem Bösen in mir zu entkommen, und so bin ich heimlich zu Ihnen gefahren.«

Schon wieder ein Mensch, denke ich, der Angst vor Gott hat und der sich doch nach nichts anderem sehnt als nach

Liebe, Zuversicht und innerem Frieden. Ich bin gespannt, was sie mir zu erzählen hat, denn mir ist eine Veränderung bei ihr aufgefallen.

»Und nun diese Bilder bei der Behandlung«, fährt sie fort, »die für mich so real und tief waren, so klar und lebendig. Ich fühle noch immer diese Kraft und Klarheit um mich herum.« Ihre Augen fangen an zu leuchten, sie blickt in weite Fernen, so als würde sie in jenes Geschehen eintauchen. »Ganz plötzlich, ohne jeden erkennbaren Grund, öffnet sich vor mir ein Fenster; ich blicke in meine innere Welt und sehe mich als eine Auster. Jemand steht neben mir. Ich erkenne kein Gesicht, keine Gestalt, und doch ist es ein Wesen aus mir vertrauter Zeit. Ich werde liebevoll geführt, aber wir bewegen uns nicht. ›Das bist du‹, spricht das Wesen zu mir, ›schau genau hin.‹ Je tiefer ich blicke, umso mehr erkenne ich mich als diese harte und unförmige Auster. Eine raue, hässliche Schale bin ich, mein Herz tut mir weh. Alles ist unerträglich schwer und beklemmend, ich kann kaum atmen, so eng ist es um mich herum. Es ist dunkel und bedrohlich, mein Körper fühlt sich an wie Blei. Ich bin unfähig, mich zu bewegen, die Zeit kommt mir vor wie eine Ewigkeit, und endlich höre ich die erlösende Stimme: ›Lass uns weitergehen.‹ – ›Wohin?‹, vernehme ich mein heiseres Krächzen. ›Zu dir, zu deinem wahren Wesen.‹

Wie in einem Zeitraffer durchlaufe ich mit meinem jetzt schon vertrauten Begleiter meine Kindheit, meine Jugend und mein gesamtes Leben, bis ich mich im Inneren einer Auster befinde. Ich fühle mich jetzt nicht mehr so beklommen, so schwer und ängstlich, und atme erleichtert auf. ›Siehst du‹, höre ich meinen Begleiter sagen, ›auch das bist du, weich und zart, anschmiegsam und vollkommen unverletzbar.‹ Noch während ich diese Stimme vernehme, spüre ich, wie sich all meine Muskeln entspannen, meine jahrelangen Nackenschmerzen lösen sich innerhalb von Sekunden auf, es durchfährt mich eine wohltuende Wärme. Ich lasse mich fallen, so wie damals als Kind in glücklichen Tagen, als ich mich nicht fürchten und verstecken musste, als noch alles heil war in mir.

›Komm‹, höre ich die Stimme wieder rufen, ›wir müssen noch ein Stück weiter.‹ Ich bin wie im Rausch, es erfasst mich ein Gefühl von Vollkommenheit und nie da gewesener Liebe. Ich fühle meine Wandlung von harter Schale zum weichen Kern bis hin zur Perle. Ich schaue mich an, betrachte mich von allen Seiten, bin jetzt ganz ich, vollkommen in meinem Wesen. Das Licht berührt mich hundertfach in meinem Geist, und warme Güte erfasst mein Herz, doch die Gedanken kreisen wie im Strudel, und ich entfalte mich in seinem Licht.«

Der Raum, in dem wir zusammensitzen, ist erfüllt von süßer Schwere. Lange schweigen wir, dann spricht sie weiter, ganz benommen von dem gerade Erfahrenen. »Ich fühle, dass meine Augen noch immer mit glücklichen Tränen gefüllt sind. Ich öffne langsam meine schweren Lider und erblicke mich als eine Perle, in tausend Farben leuchtend. Doch es ist keine gewöhnliche Perle, sondern meine reine Seele, die ich erkenne, und alle meine Wunden wandeln sich. Sowie ich mich als Perle entdecke, fühle ich keinen Schmerz mehr, und ich weiß: Ich trage in mir eine kostbare, strahlende Seele, in der Gott wohnt und immer wohnen wird. Nie war ich eine Sünderin, nie war ich schuldig, und nie war ich an einem falschen Ort, nie war es die falsche Zeit in meinem Leben.«

»Ja«, sage ich und spüre Tränen über mein Gesicht laufen. Sie hat es gesehen, das Göttliche. Plötzlich steht sie auf, als hätte sie eine Erkenntnis. »Ach, jetzt begreife ich: Meine Schwiegermutter hat mich genau dahin geführt, in meinen Schmerz. Viel zu lange habe ich sie für meine Krankheit verantwortlich gemacht. Heute aber habe ich verstanden: Sie ist es, die mich aus meiner Oberflächlichkeit gelockt hat, aus meiner scheinbar heilen Welt, wo Geld, Erfolg und Anerkennung mein Leben bestimmten. Ohne sie hätte ich nie mein Licht gefunden.

Jetzt muss ich nicht mehr verbergen, was mich belastet, sagt die Frau mit einem Seufzer der Erleichterung. »Hier bei Ihnen durfte ich innehalten, schweigen und warten. Ich hatte die Möglichkeit, in meiner Krankheit stecken zu bleiben und daran zu zerbrechen – oder an ihr zu reifen. Sich meiner Angst zu stellen bedeutete, keine Fluchtlösungen mehr zu suchen, nicht nur darüber zu reden, was mich belastet. Mich nicht selbst zu quälen mit der Frage: ›Warum ich?‹, sondern innezuhalten, bis mich eine überirdische Kraft zum Kern meines Wesens geleitete. Ich muss mich nicht mehr wehren, darf nur noch sein. Jetzt kann ich meine Kraft und meine neu gewonnene Freiheit einsetzen, um sensibler zu werden, aber auch stärker und lebendiger. So halten uns unsere Wunden wach und lassen es nicht zu, dass wir unseren Schmerz auf Dauer hinter einer Fassade verstecken.«

Wir schauen uns tief in die Augen, und ich sage: »Dort, wo ich verletzbar bin, dort liegt mein Schatz begraben. Die Wunden verbinden uns mit uns selbst und führen uns so zu unserer Erlösung. Sie machen uns offen und empfindsam, wenn wir sie nicht länger verstecken. Und Sie haben völlig recht: Die Entscheidung liegt bei uns – ob wir daran wachsen oder zugrunde gehen.«

Forschend schaut sie in mein Gesicht. »Sie haben es selbst erlebt, oder?«, fragt sie mich.

»Natürlich! Ich begriff, dass nicht die Flucht in ein Kloster oder ein Seminar meine Rettung war, sondern zu handeln wie der tibetische Weise, dem all seine Ängste als furchterregende Dämonen erschienen, mit Kreischen und Heulen, mit wüsten Beschimpfungen und Gestank. Und der sie mit Liebenswürdigkeit aufforderte, Platz zu nehmen, ihnen sogar

Tee anbot. Als die Dämonen ihn fragten, ob sie ihn nicht in Angst und Schrecken versetzten, entgegnete der Mönch: ›Nein, ich bin dankbar, dass ihr gekommen seid, denn ich befinde mich auf dem Pfad der Heilung, und euer Erscheinen gibt mir die Möglichkeit, meine Angst und meine Zweifel zu untersuchen.‹« Die Patientin sieht mich mit großen Augen an, und ich spüre ihre Freude über unsere Verbundenheit.

Wir alle sind von solchen Helfern umgeben, die uns verletzen, einengen, demütigen und uns sogar krank machen. Aber nur zu oft bleiben wir in unserem Schmerz stecken, weil wir die Verantwortung abgeben und glauben, nichts tun zu können. Khalil Gibran, der große persische Philosoph, sagt dazu Folgendes: »Wenn du sehen könntest, mein betrübter Freund, dass das Unglück, welches dir im Leben widerfährt, die gleiche Kraft ist, die dein Herz erleuchtet und deine Seele aus den Niederungen des Spottes zum Thron der Wertschätzung emporhebt, würdest du dein Schicksal annehmen und es als ein Vermächtnis betrachten, das dich bildet und weise macht.«

Ich weiß, dass diese Frau gesund werden wird, und auch sie weiß es. Wir umarmen uns beim Abschied. Nachdenklich schließe ich die Tür. Diese Frau hat etwas in mir angerührt: die Erinnerung an meine eigenen Schmerzen, die ich durchleiden musste, um mich selbst zu erkennen. Denn es gibt sie, die Schatten, auch wenn sie keine Fabelwesen sind. Ein Arzt, der lange in Afrika gearbeitet hatte, erzählte mir einmal von einem Gespräch mit einem Medizinmann, der von ihm wissen wollte, wie man in Europa Dämonen vertreibt. Mein Freund erwiderte lachend, es gebe keine Dämonen in seiner Heimat. Daraufhin sagte der Medizinmann gereizt: »Wollen Sie etwa behaupten, es gibt bei Ihnen keinen Hass, keinen Neid, keine Gier?«

Sie haben viele Gesichter, die Dämonen. Selbstsucht, Eitelkeit, Missgunst gehören dazu, so wie die Ängste und Verletzungen, die uns begleiten, oft ein Leben lang. Wie lange hat es gedauert, bis ich sie als das erkannte, was sie sind: hilfreiche Begleiter auf dem Weg der inneren Entwicklung. Wie viele Irrwege musste ich beschreiten, bevor ich mich im Licht der Erlösung wahrnehmen konnte. Und doch möchte ich keine Wunde, keine Krankheit, keine dunkle Stunde meines Lebens missen.

Am Anfang war die Sehnsucht. Es war eine namenlose Sehnsucht, die mich seit Kindertagen antrieb, auf der Suche nach Wahrheit, auf der Suche nach dem richtigen Weg. So wurde ich zur Nomadin, ruhelos, unstet, voller Fragen und Zweifel. Stark wollte ich sein, unabhängig und frei. Bis ich zu meiner wahrhaftigen Stärke fand, verirrte ich mich auf dunklen Pfaden und musste die Wüsten der Verzweiflung durchwandern.

Ich schließe die Augen und träume mich zurück in meine Kindheit, dorthin, wo mein Weg begann. Unendlich fern ist diese Kindheit, und doch steht sie mir wieder sinnlich vor Augen. Exotische Bilder, Gerüche, Klänge steigen in mir auf, als hätte ich mein Heimatland nie verlassen. Tadschikistan. Hier liegen meine Wurzeln. Hier ist der magische Ort der Geheimnisse und der Weisheit, aus dem ich bis heute schöpfe. Alles ist wieder da.

IN DER STEPPE ZENTRALASIENS

Ein Sandsturm fegt über die ausgedörrte Ebene von Kolchosabad. Das Blau des Himmels verbirgt sich hinter einem gelblichen Schleier, der von heftigen Winden aufgewirbelt wird. Der Sand ist überall. Knisternd dringt er durch die kleinsten Ritzen der Häuser. Wie mit Nadeln sticht er in meine nackten Beine und klebt auf meinem Gesicht, das schweißnass ist von der glühenden Hitze. Schwer atmend bedecke ich Mund und Nase mit meiner Hand. Tagsüber wird es bis über fünfundvierzig Grad heiß, eine Gluthölle, die ich immer dann durchwandern muss, wenn ich Brot für meine Familie kaufe.

Mit nackten Füßen laufe ich durch die wüstenhafte Landschaft, vorbei an kleinen Verkaufsständen, wo Wassermelonen und Sonnenblumenkerne angeboten werden. Schritt für Schritt kämpfe ich mich vorwärts, den Brotlaib fest an meinen Körper gepresst. Weder der Sandsturm noch die Hitze machen mir etwas aus, denn der Gang zum Magasin ist jedes Mal ein Abenteuer für uns Kinder. Hier, in der Steppe Zentralasiens, hat sich nichts geändert seit den großen Zeiten der Seidenstraße. Noch immer drängen sich Tadschiken, Usbeken, Tataren und Kasachen mit ihren schwer beladenen Eseln durch die Menge, auf dem Weg zum Basar, wo sie ihre Waren verkaufen, oder auf dem Rückweg nach Pjandsch, dem wichtigsten Grenzübergang zu Afghanistan, der erst nach dem Krieg Anfang der 1990er-Jahre geöffnet wurde.

Mit allen Sinnen nehme ich die Eindrücke in mich auf. Den erdigen Geruch dieses schönen, wilden Landes, den Duft nach Gewürzen und Kautabak. Die blassblauen Hügelketten am Horizont, dort, wo die Steppe in das Gebirge übergeht. Die vielen Menschen mit ihren verwitterten, dunklen Gesichtern und den blitzenden Augen, die sich heftig gestikulierend ihren Weg bahnen. Zerlumpte Hirtenjungen, die ein paar magere Ziegen vor sich hertreiben, ein kostbarer Besitz in diesem armen Land.

Alles, was man irgendwie tragen kann, wird auf dem Kopf oder auf dem Rücken transportiert: Säcke mit Mehl und Reis, Körbe voller Obst, sogar Hühner, die an den Füßen zusammengebunden über der Schulter getragen werden. Nur ein paar wenige Glückliche besitzen ein Fahrrad, Autos sind eine Seltenheit. Fasziniert betrachte ich die bunten Gewänder und Turbane der Männer, ein Anblick wie aus Tausendundeiner Nacht. Die Rufe, mit denen sie ihre Esel anfeuern, mischen sich mit dem Geschrei der Händler. Verwehte Wortfetzen dringen an mein Ohr, Tadschikisch, Usbekisch, Russisch, Persisch. Halblaut ahme ich den Klang des babylonischen Sprachgewirrs nach, fremde, kehlige Laute, zungenbrecherische Silbenfolgen.

Könnte ich doch nur all diese Sprachen verstehen, denke ich. Wie sehr sehne ich mich danach, mit jedem in seinem Dialekt zu reden. Was ich erst viel später begreifen werde: Die wahre Weltsprache, die von allen verstanden wird, ist die Liebe.

Es ist Mittag geworden, steil steht die Sonne am Himmel. Die Luft flimmert in der Gluthitze, und die Menschen wirken wie gelähmt vom schweren, staubigen Wind. Ein paar Tadschiken und usbekische Händler liegen träge im Schatten eines Maulbeerbaumes und spielen Karten, während sie frischen Pfefferminztee trinken. Doch die mittägliche Lethargie täuscht. Die Männer warten, und als Tochter Tadschikistans kenne ich den Grund: Sie warten auf den Zeitpunkt zum Mittagsgebet. Sobald einer von ihnen schließlich das Zeichen gibt, rollen sie ihren kleinen Gebetsteppich vor sich aus, knien nieder und beten. Plötzlich liegt ein geheimnisvoller Zauber über dem Platz. Dann werden aus den großen, starken Männern Kinder, die zu Allah flehen.

»Allah al akhbar!« Die dünne Stimme zerreißt die Stille, und sofort beugen die Männer wieder ihr Haupt und beten gen Osten. Dieses Bild prägt sich mir tief ein. Tadschikistan ist in jenen Tagen noch eine Republik der Sowjetunion, und jede Religionsausübung ist strikt verboten. Das weiß ich, obwohl ich noch ein Kind bin. Staunend nehme ich wahr, mit wie viel Mut und Hingabe sich diese einfachen Männer zu ihrem Gott bekennen. Mich berührt die Entschlossenheit, mit der sie dem Ruf des Gebets folgen.

Und ich spüre den Impuls einer starken Kraft, die alle irdischen Fesseln sprengt. Wie mächtig muss dieser unsichtbare Allah sein, vor dem sich diese Männer demütig verneigen, trotz der Gefahr, von der Miliz verhaftet zu werden. Die undeutliche Ahnung einer göttlichen Gegenwart überwältigt mich. Es sind diese Momente, in denen sich in mir eine tiefe Sehnsucht nach dem Mystischen regt, die noch viele Jahre schlummern soll, bis sie erwachen wird.

Weiter geht es, vorbei an streunenden Hunden und feilschenden Händlern, an kreischenden Kindern, die sich in den Straßen balgen, an gebeugten alten Frauen, die sich unter dem Gewicht ihrer Bündel krümmen. Endlich erreiche ich durstig und verschwitzt die Straße, in der wir wohnen. Kolchosabad ist ein winziger Ort mit gerade mal achthundert Seelen, eine Ansammlung einfacher, geduckter Häuser im Süden Tadschikistans. Ein vergessenes Dorf, am Rande der Zivilisation. Rund um den obligatorischen »Roten Platz« im Miniaturformat, wo die Paraden stattfinden, drängen sich ein paar Steinhäuser, dann beginnen die barackenartigen Lehmhütten, zum Teil ohne Wasser und ohne Strom.

Großmutter wartet schon auf mich. Schnell renne ich über den Hof ins Haus, einen flachen, weiß gekalkten Lehmbau, in dem drei Erwachsene und vier Kinder in zwei kleinen Zimmern wohnen. Ich reiche Großmutter das Brot. Wie immer habe ich die knusprige Kruste gegessen, obwohl sie es ausdrücklich verboten hat. Wir Kinder machen es alle so, wenn wir den Brotweg gehen, es ist unser geheimer Lohn für den anstrengenden Fußmarsch durch die sengende Hitze. Großmutter schimpft jedes Mal, wenn sie das angeknabberte Brot in Empfang nimmt, aber mir entgeht nicht, dass sie es nie wirklich böse meint.

Meine Babuschka wirkt nur auf den ersten Blick hart und streng. Für mich ist sie wie eine zweite Mutter, und so sprechen wir alle sie auch an: »Mutter«, während wir unsere leibliche Mutter »Mama« nennen. Da ich weder ein eigenes Bett geschweige denn ein eigenes Zimmer habe, schlafe ich bei ihr. Manchmal erzählt sie mir vor dem Einschlafen Geschichten aus früheren Zeiten. Ich bin süchtig nach diesen Geschichten. So erfahre ich, dass sie als junges Mädchen jahrelang in Sibirien als Holzfällerin arbeiten musste, unter primitivsten Bedingungen. Einmal wurde sie fast von einem Baumstamm erschlagen und brach sich dabei beide Beine. Doch sie ließ sich nicht unterkriegen.

Geblieben sind ihr rauer Ton und ihr harsches Gebaren, im Grunde ihres Herzens aber ist sie ein gütiger Mensch. So schnell, wie ihr Zorn aufflammt, so schnell verfliegt er auch wieder. Ihr runzliges Gesicht glättet sich zu einem Lächeln, und dann steckt sie mir eine Scheibe Brot mit Zucker zu, die einzige Süßigkeit, die wir Kinder kennen – wenn es überhaupt Zucker zu kaufen gibt.

Müde hocke ich mich in eine schattige Ecke und kaue mein Brot, während ich mit der freien Hand die Fliegen vertreibe. Die Luft ist schwarz von Fliegen, tagtäglich fallen sie über uns her, angezogen von dem verdreckten Plumpsklo, das von allen Familien benutzt wird, die in der Straße wohnen. Wenn wir Kinder Wassermelonen essen und der süße Saft von unseren Lippen trieft, setzen sich die zudringlichen Fliegen zu Hunderten auf unsere Gesichter und saugen den klebrigen Melonensaft von der Haut. Uns stört das nicht weiter, es kitzelt nur ein bisschen. Die Fliegen gehören zu unserem Alltag wie die Hitze und der Staub. Anders sind wir es nicht gewohnt. Wir fragen uns auch nicht, warum wir ausgerechnet hier aufwachsen, in einer verlassenen, menschenfeindlichen Gegend, die das Überleben täglich zu einer Herausforderung macht.

Erst Jahre später erfahre ich, dass meine Eltern aus Aktjubinsk nach Kolchosabad gezogen sind, als die Sowjets Anfang der 1960er-Jahre eine große Umsiedlungsaktion beschlossen. Der Kreis Kolchosabad und die benachbarten Kreise Kumsangir und Wachsch sollten mit deutschstämmigen Sowjetbürgern besiedelt werden. Und da meine Eltern deutsche Wurzeln hatten, mussten sie Odessa verlassen. Sie durften kaum etwas mitnehmen, nur ein paar Koffer. An Widerspruch war nicht zu denken. Wer deutsche Vorfahren hatte, galt als Randgruppe und war der Willkür der Sowjets hilflos ausgeliefert.

Tadschikistan, das war gleichbedeutend mit Verbannung. Es muss ein Schock gewesen sein, als sie in ihrer neuen Heimat eintrafen. Wie sollten sie hier überleben, in einer unwirtlichen Einöde mit ein paar Baumwollfeldern und Melonenplantagen? Wie sollten sie sich eine Existenz aufbauen in diesem sonnenverbrannten Landstrich, wo es keine Städte gab, keine befestigten Straßen, nur endlose Steppen und unwegsames Gebirge, wohin das Auge blickte? Feindlich und fremd wirkte das alles.

Aber Kolchosabad war nur eine weitere Station jener mühevollen Wanderung, die ihre schwäbischen Vorfahren einst angetreten hatten und die meine Eltern schließlich in den äußersten Süden der Sowjetunion führte, nach Zentralasien. Irgendwo, fern wie das Ende der Welt, liegt eine andere Heimat, ein sagenhaftes Land, das Deutschland heißt. So hat man es mir erzählt. In meiner Fantasie male ich es mir als ein Schlaraffenland aus, denn eine meiner Großmütter lebt dort, Oma Nieder, die uns manchmal ein Paket mit Schokolade, Kaugummi und Gummibärchen schickt. Bevor das Paket bei uns zu Hause ausgepackt werden kann, muss meine Mutter ein Drittel des Inhaltes bei der Ausgabestelle als Bakschisch zurücklassen. Erst Tage später verteilt sie ein paar Süßigkeiten aus dem Paket unter uns Kindern. So kostbar sind diese Gaben, dass sie andächtig herumgereicht werden wie geweihte Hostien. Jedes einzelne Kaugummi wandert einen Tag lang von Mund zu Mund – erst dürfen wir Kinder es kauen, dann meine Eltern, und zum Schluss bekommt es meine zahnlose Großmutter.

Wir sind *Njemze* – Deutsche, so viel weiß ich also, auch wenn ich kein Wort Deutsch spreche. Unsere Vornamen verraten uns: biblische Namen wie Eva, Teresa, Josef, Magdalena, so, wie es üblich ist bei den Russlanddeutschen. Manchmal schnappe ich ein paar seltsame Redewendungen meiner Großmutter und meiner Eltern auf, ein uraltes, russisch gefärbtes Schwäbisch. »Papperlatein« nennen wir Kinder es lachend, weil es so komisch klingt. Als Großmutter mir das Stricken beibringt, tut sie es mit einem Merkspruch, den ich nicht verstehe: »Nehmscht jetzt de Fade, do gehscht do nei, do rum und do naus ...« Ich sehe sie entgeistert an. »Wie war das? Was soll ich tun?« Unbeirrt wiederholt sie die Worte, so lange, bis meine klappernden Nadeln den Faden richtig führen.

Die Sonne steht mittlerweile tiefer am Himmel, und es ist nicht mehr so heiß. »Geh, und kehr den Hof!«, ruft mir Großmutter aus der Küche zu. Ich springe auf. Wie jeden Abend fege ich den Hof und die Straße, ein mühseliger, vergeblicher Kampf gegen den Staub, der schon am nächsten Tag wieder alles bedecken wird. Dann hole ich mit schweren Eimern Wasser aus dem nahen Fluss Kumsangir und besprenge den lehmigen Boden.

Manchmal hilft mir mein jüngerer Bruder Josef. Er ist der Kronprinz der Familie, der lang ersehnte Sohn, den sich mein Vater immer gewünscht hatte. Ich wurde als drittes Kind und als drittes Mädchen geboren, zur großen Enttäuschung meiner Eltern, die ungeduldig auf einen Stammhalter warteten – in einer von Muslimen geprägten Kultur nichts Ungewöhnliches. Ein Jahr und drei Monate später kam dann mein Bruder zur Welt, nach seinem Vater Josef benannt.

Josef wurde mein wichtigster Spielgefährte. Draußen, in der harten Welt der Kinder, waren wir unzertrennlich und beschützten einander. Doch sobald wir unter uns waren, verwandelten wir uns in Krieger. Unaufhörlich kämpften wir gegeneinander und hatten nichts anderes im Sinn, als unsere Kräfte zu messen. Für meinen Bruder war das nichts weiter als ein Spiel. Für mich aber ging es um weit mehr. Längst spürte ich, dass ich als Mädchen in den Augen meiner Umwelt zweitrangig war. Umso erbitterter versuchte ich, mir einen eigenen Platz zu erobern.

STARK UND KÄMPFERISCH

Dieser permanente Kampf entwickelte sich im Laufe meiner Kindheit zu einer Frage des seelischen Überlebens. Nahezu verzweifelt buhlte ich dabei um die Gunst meines Vaters, um seine Aufmerksamkeit, seine Zuwendung, seine Liebe. Alles hätte ich dafür gegeben, dass er einmal »mein Mädchen« zu mir gesagt hätte. Auch wenn er abends nach getaner Arbeit mit uns Kindern auf dem Boden herumtobte, trennte mich dennoch eine unsichtbare Wand von ihm. Was ich auch tat, niemals gelang es mir, meinem Vater so nah zu sein wie mein Bruder. Mit meinem geballten kindlichen Trotz rannte ich gegen die unsichtbare Wand an. Was war an uns Töchtern so anders? Warum ließ man meine Schwester und mich unmissverständlich spüren, dass wir unserem Bruder unterlegen waren? Ich verstand es nicht.

Man schrieb die 1960er-Jahre, und niemand dachte ernsthaft über so luxuriöse Dinge wie Gleichberechtigung nach. Begriffe wie Feminismus waren ein Fremdwort. Die Gleichstellung von Männern und Frauen erschöpfte sich darin, dass sie unterschiedslos arbeiten mussten. In den Familien jedoch herrschten die uralten Gesetze einer von Männern dominierten Gesellschaft. Das weckte mein inneres Rebellentum. Euch werde ich es zeigen, dachte ich, glaubt nur nicht, dass ich ein schwaches, unterwürfiges Mädchen bin!

Es schien nur einen einzigen Ausweg aus der schmachvollen Zurücksetzung zu geben: Ich musste mich in einen Jungen verwandeln. Deshalb trug ich Hosen wie mein Bruder, obwohl das den Mädchen dieser Region streng untersagt war. Im Dorf schloss ich mich den Jungen an und versuchte, bei ihren rauen Spielen mitzuhalten. Kein Baum war zu hoch, keine Mutprobe zu waghalsig für mich. Ich wurde sogar zur Anführerin unserer kleinen Bande, und die Jungen fürchteten mich, weil ich beherzt zuschlug, sobald mir jemand zu nahe kam. Eine dumme Bemerkung reichte, und schon hielt ich meinem Widersacher die Faust vor die Nase. Bis zu meinem sechsten Lebensjahr hatte ich immer eine Möhre in der Hosentasche – wenn die Jungen um die Wette pinkelten, war sie ein wichtiges Utensil, mit dem ich meine Zugehörigkeit zu ihrer Welt demonstrierte.

Ich weiß nicht, woher ich die Kraft nahm, mich gegen alles aufzulehnen, was die Tradition von mir verlangte. Doch sie war da, die Kraft, und sie machte mich unnachgiebig und stolz. Meine Familie fand sich nach und nach damit ab, dass ich mich für die Rolle einer Kämpferin entschieden hatte. Mein Vater ermutigte mich sogar dazu. Jeden Abend wurde ein Teppich im Wohnzimmer ausgerollt. Dann stürzten Josef und ich aufeinander los und rangen miteinander, leidenschaftlich angefeuert von meinem Vater. Die gesamte Familie versammelte sich rund um die improvisierte Kampfarena und verfolgte lautstark das Geschehen. Wenn Freunde und Bekannte kamen, setzten sie sich dazu und ließen sich das Schauspiel nicht entgehen. Es wurden sogar Wetten abgeschlossen – dem Sieger winkte ein Rubel, den wir Kinder natürlich nie zu Gesicht bekamen. Obwohl Josef stärker war und viel aggressiver kämpfte, gewann ich oft, denn ich war flinker und geschickter als er.

Für unsere Zuschauer war es eine willkommene Abwechslung, ein Schaukampf inmitten der allabendlichen Geselligkeit. Sie sahen nicht, dass ich buchstäblich mit Zähnen und Klauen um meine Existenz kämpfte. Das blieb nicht ohne Spuren auf meiner Seele. Ich war ein Mädchen, und doch musste ich mich mit männlichen Eigenschaften ausstatten, um akzeptiert zu werden. Ich konnte es mir einfach nicht leisten, zart und empfindsam zu sein, und so führte ich einen zähen, stummen Krieg mit mir selbst, mit meiner verhassten Weiblichkeit, mit der Demütigung, »nur« ein Mädchen zu sein.

Als mein Bruder Andreas geboren wurde, verschärfte sich mein innerer Konflikt. Nun musste ich gleich mit zwei Brüdern konkurrieren und beweisen, dass ich auch als Mädchen Respekt verdiente. Mein Wesen spaltete sich. Ein Teil von mir war ständig auf der Flucht, stets bereit, alles zu bekämpfen, was sich mir in den Weg stellte. Sicher, es gab noch einen anderen Teil in mir, die brave Tochter, die Hausarbeiten verrichtete, die Windeln des kleinen Bruders wusch, das Brot holte und die Straße kehrte. Nur – Anerkennung trug mir das nicht unbedingt ein.

Was aus mir werden würde, wenn ich mich in die weibliche Rolle gefügt hätte, wusste ich nur zu gut. Ich sah ja meine Mutter und meine Großmutter klaglos von früh bis spät arbeiten, kochen und putzen. Sie waren Dienerinnen der Familie, ohne den geringsten Freiraum. Für das Dienen war ich nicht geschaffen, davon war ich überzeugt. Auch wie meine Schwester Eva, fünf Jahre älter als ich, wollte ich nicht sein. Sie war ein stilles, braves Mädchen, das an Raufereien kein Interesse zeigte. Von Mutter und Großmutter wurde Eva in den ersten Lebensjahren ganz besonders behütet. So brav wie Eva wollte ich nicht werden, nahm ich mir vor, niemals!

Mit Puppen zu spielen kam für mich nicht infrage – ich besaß auch keine. Stattdessen zeigte ich stolz meine aufgeschürften Knie, die ich mir bei den wilden Spielen mit den Jungs holte. Es war eine Frage der Ehre, dass ich nie weinte, selbst dann nicht, wenn ich mich ernsthaft verletzte. Eines Abends spielten wir Kinder in einem Bus, der vor dem Nachbarhaus am Straßenrand abgestellt war. Wir waren durch die Fahrertür eingestiegen und ließen sie hinter uns offen stehen. Plötzlich sah ich durch die Rückscheibe einen Lkw in hohem Tempo herankommen. Ich reagierte blitzschnell. »Die Straße ist zu schmal«, durchzuckte es mich, »der Lkw wird die offene Tür treffen und zuschlagen.« Blitzschnell streckte ich meine Hand aus, um die Tür im letzten Augenblick zu schließen. Zu spät – der Lkw brauste donnernd an uns vorbei und schlug die Tür zu.

Ein scharfer Schmerz durchfuhr mich: Einer meiner Finger war eingeklemmt! Mit meinem freien Arm drückte ich die Tür auf und zog meine blutüberströmte Hand heraus. Der Mittelfinger hing nur noch an einem Hautfetzen. Der Schmerz schien meine Hand und den ganzen rechten Arm zu zerreißen. Doch kein Schrei kam über meine Lippen. Halb ohnmächtig vor Schreck und voller Angst, entdeckt zu werden, kauerte ich mich auf die hinterste Bank des Busses, die blutende Hand auf dem Schoß. Da erschien auch schon meine Mutter, alarmiert von dem Lärm. »Ist etwas passiert?«, rief sie erschrocken. Im selben Moment erblickte sie mich auf der Bank und war mit wenigen Schritten bei mir. Mit einem Schlag war ich von schreienden Menschen umgeben. Meine Mutter, meine Großmutter, meine Geschwister und die Nachbarn riefen aufgeregt durcheinander. »Sie muss ins Krankenhaus!«, hörte ich. »Sie blutet, der Finger ist abgetrennt!« Nur ich blieb vollkommen ruhig.

Sie brachten mich ins Haus. Furchtsam schaute ich meinen Vater an. Würde er schimpfen, weil ich so leichtsinnig gewesen war? Doch er bewahrte vollkommene Ruhe. »Dagegen weiß ich etwas«, sagte er einfach. Er wickelte ein Handtuch um meine verletzte Hand und nahm mich mit in die Küche. Dann holte er vom Schrank eine Schachtel mit Kräutern, die er aus den Bergen mitgebracht hatte. Auf dem Herd kochte er einen Sud daraus, schüttete ihn in ein Einmachglas und hielt meine Hand hinein. Sofort hörte meine Hand auf zu bluten, und der Schmerz ebbte ab. Danach verband er mich. Diese Prozedur wiederholte er jeden Abend, wenn er von der Arbeit zurückkam. Dankbar blickte ich in seine liebevollen und besorgten Augen, während er mich behandelte. Und so geschah ein wahres Wunder: Mein Mittelfinger wuchs wieder an. Nichts blieb von der Wunde zurück als eine winzige Narbe. Aber das größte Wunder war für mich, dass mein Vater mir seine ungeteilte Aufmerksamkeit widmete. Innerlich triumphierte ich – endlich hatte ich ihn eine Zeit lang ganz allein für mich. Ich hatte gekämpft und gewonnen.

HEIMLICHE FLUCHTEN

Mein Freiheitsdrang wuchs von Tag zu Tag. Ich entwickelte einen unbändigen Ehrgeiz darin, Regeln und Verbote zu brechen. Schon der Kindergarten war ein Ärgernis für mich – und eine Herausforderung. Von morgens bis abends hielt man mich dort gefangen, während meine Eltern zur Arbeit gingen. Vor allem der Mittagsschlaf war eine Qual. Ich sah überhaupt nicht ein, warum ich mich mitten am Tag hinlegen sollte, obwohl ich doch viel lieber nach draußen gestürmt wäre, um herumzutoben. Fieberhaft überlegte ich, wie ich dieser Festung entkommen könnte. Bald fand ich heraus, dass die strengen Kindergärtnerinnen sich zurückzogen, sobald die Kinder schliefen – die ideale Gelegenheit zur Flucht. Blitzschnell stieg ich aus meinem Bettchen und rannte in den Schlafraum, in dem mein Bruder Josef lag.

Leise weckte ich ihn, schlaftrunken ließ er sich von mir hinausführen, und Hand in Hand ging es über die Mauer, auf und davon.

Wenn wir dann atemlos zu Hause ankamen, waren wir überglücklich. Meine Großmutter bemerkte uns beiden Ausreißer zwar, doch sie schmunzelte nur, wenn ich wie jeden Mittag mit meinem Bruder im Schlepptau angelaufen kam. Erst wenn eine wütende Kindergärtnerin aufkreuzte und uns unter Verwünschungen in den Hort zurückschleifte, schimpfte auch sie drauflos. Doch sie zwinkerte mir dabei zu. Ein geheimes Einverständnis verband uns, eine stumme Komplizenschaft, die mir den Rücken stärkte.

Unseren Eltern verschwieg Großmutter meine Fluchten, auch das gehörte zu unserem stillen Komplott. Als mein Vater dennoch davon erfuhr, kam keine Rüge über seine Lippen. Insgeheim schien er stolz darauf zu sein, dass ich seinen Kampfgeist geerbt hatte. Es war ein kleiner Sieg, immerhin. Ja, ich war anders. So bereitwillig ich mich auch meinen Eltern fügte, im Grunde meines Herzens blieb ich das Wüstenmädchen, das seine eigenen Regeln hatte. Ich war eine Kriegerin, und mein Vater fand immer mehr Gefallen daran, eine so starke und mutige Tochter zu haben.

Nie werde ich vergessen, wie er mich ansah, als er eines Tages von der Arbeit nach Hause kam und mich schon wieder mit einem blutenden Arm entdeckte. Josef und ich hatten im Hof gespielt, und wie so oft hatten zwei Nachbarskinder am Fenster Grimassen geschnitten. Immer wieder feixten und gestikulierten sie, bis es mir schließlich zu viel wurde. Drohend trat ich an das Fenster heran, hinter dem die beiden Kinder sich verschanzten. Sie hatten nicht mit meiner wütenden Entschlossenheit gerechnet. Mit einem einzigen Fausthieb durchbrach ich die Scheibe, mitten in ihre grinsenden Gesichter hinein. Das splitternde Glas riss tiefe Schnittwunden in meinen Arm und in meine Hand, doch ich fühlte keinen Schmerz, nur die Genugtuung, es ihnen heimgezahlt zu haben.

Als mein Vater den Grund für meine Verletzung hörte, nickte er mir wohlwollend zu. Ich wusste, dass er die beiden Kinder genauso wenig ausstehen konnte wie ich. Aufatmend reckte ich das Kinn. Er akzeptierte mich. Das war alles, was zählte. Auch in dem kleinen Sandkasten, den mein Vater gebaut hatte, galten meine eigenen Regeln. Wie eine Königin wachte ich über mein Reich und bestimmte, wer darin spielen durfte. Andere Eltern hätten ihre Tochter vermutlich zurechtgewiesen, schließlich führte ich mich wie eine kleine Despotin auf. Doch meine ließen mich gewähren. Ich war anders als die anderen, eine Amazone, der man viel Freiraum zugestand. So erarbeitete ich mir einen gewissen Respekt.

Als mein Vater einen Brunnen in unserem Hof grub, war ich es, die dazu ausersehen war, die schwierigste Aufgabe zu übernehmen. Der Brunnen wurde regelmäßig mit dem lehmigen Wasser des Kumsangir gefüllt. Gingen die Wasservorräte zur Neige, war der Boden des Brunnens mit einer Schlammschicht bedeckt, die ausgeschachtet werden musste. Und es kam nur eine für diese ungeliebte Arbeit infrage: ich.

Während ich meine Angst hinunterschluckte, ließ mich mein Vater in einem Eimer hinab in das feuchte Verlies. Gut drei Meter war der Brunnen tief. Unten angekommen, schaufelte ich den stinkenden, fauligen Schlamm in den Eimer, wieder und wieder, bis der Brunnen so sauber war, dass man ihn mit frischem Wasser füllen konnte. Jedes Mal schauderte es mich, wenn mein Vater mich in das modrige Dunkel hinabließ. Doch ich biss die Zähne zusammen und klagte nicht. Für mich war es eine Auszeichnung, dass er mir diese Arbeit zutraute. Das war eben der Preis für meine Freiheit.

Erst in der Schule lernte ich, meinen Freiheitsdrang zu zügeln. Im spartanisch eingerichteten Schulgebäude herrschte ein Drill, dem sich niemand entziehen durfte. Das sowjetische Schulsystem war straff organisiert, eine perfekte Maschinerie, um noch aus den ungebärdigsten Kindern staatstreue und folgsame Bürger zu formen. Die Lehrer hatten eine militärische Autorität, die niemand infrage stellte.

Ich trug nun eine Schuluniform, einen braunen Rock und eine weiße Bluse. Stundenlang saß ich in derselben Haltung auf meinem Stuhl, sehr aufrecht, sehr gerade, wie alle anderen auch. Im Klassenraum staute sich die Hitze wie in einem Glutofen. So hockten wir bei mehr als vierzig Grad schweißüberströmt und reglos da und sprachen nur, wenn wir gefragt wurden. Glücklicherweise fiel mir das Lernen leicht. Zur Musterschülerin allerdings reichte es nicht, diese Rolle übernahm meine Schwester Eva.

Ich arrangierte mich, mehr nicht. Mein wahres Leben begann nach der Schule, wenn ich mit meinen Brüdern und den Jungen aus dem Dorf spielen konnte. Die freie, gefährliche Welt, in die ich dann eintauchte, gefiel mir natürlich viel besser als das starre Reglement der Schule. Oft liefen wir in das entlegene Felsgebirge, in dem sich heute die Taliban verstecken, und das für uns Kinder streng verboten war. Keine Strafe konnte uns davon abhalten, immer wieder im Gebirge zu verschwinden. Für uns war es der beste Spielplatz, den wir uns nur wünschen konnten.

Wenn wir nicht im Gebirge umherstreiften und nach Schildkröten suchten, liefen wir stundenlang durch die Straßen, auf der Suche nach Plastikabfall, aus dem wir Spielzeug bauten. Not macht erfinderisch, sagt man, und wir waren äußerst erfinderisch. Am liebsten spielten wir mit *Langars*, einfachen Kronenkorken, in deren Mitte wir ein Stück Fell befestigten. Dann musste man den *Langar* mit dem Fuß hochkicken und so lange wie möglich in der Luft halten. Wer es am längsten schaffte, hatte gewonnen. Oder wir bastelten uns aus Zweigen Steinschleudern, mit denen wir auf Tauben schossen.

Anderes Spielzeug hatten wir nicht, und wir hätten auch wenig damit anfangen können. Viel lieber waren wir draußen in der Natur und erfanden unsere eigenen Spiele. Barfuß liefen wir über die endlosen Ebenen, auch wenn wir uns im dornigen Gestrüpp die Fußsohlen aufrissen. Es war, als ob sich unsere Füße nach Freiheit sehnten, genauso wie wir.

In den Sommerferien ging es ins Ferienlager. Manchmal waren wir zwei Monate unterwegs, doch Heimweh hatte ich nie, solange meine Schwester und mein Bruder bei mir waren. Meist fuhren wir ins Gebirge und zelteten in menschenleeren Tälern, über denen schneebedeckte Gipfel aufragten. Nur ab und an begegneten uns bunt gekleidete Reiter in Pluderhosen, die zu entlegenen Bergdörfern unterwegs waren. Ich liebte es, dass wir den ganzen Tag lang sangen. Wir sangen ohne Unterlass, morgens beim Baden in eiskalten Gebirgsflüssen, tagsüber, wenn wir wanderten, und abends, bevor wir in unseren harten Feldbetten einschliefen.

Danach begann eine harte Zeit. Alle Kinder ab der dritten Klasse mussten von September bis Dezember auf den Baumwollfeldern arbeiten, erst in der sengenden Sonne, die unsere Haut verbrannte, dann in der Kälte des Spätherbstes. Die Schule blieb während der Erntezeit geschlossen. Frühmorgens wurden wir abgeholt, dann pflückten wir die Baumwollflocken von den harten Sträuchern, bis unsere Hände bluteten. Niemand wäre auf die Idee gekommen, dass wir eine wahre Sklavenarbeit verrichteten, schließlich gehörte die Erntearbeit zu den vaterländischen Pflichten, die man uns abverlangte.

Für einen Westeuropäer ist kaum vorstellbar, in welcher Armut wir damals aufwuchsen. Doch wir Kinder spürten keine Entbehrungen. Wir waren glücklich in unserer Welt, die uns viele Freiheiten bescherte. Die kargen Lebensumstände nahmen wir völlig selbstverständlich hin. Wir kannten es ja nicht anders. Es gab keinen Fernseher oder Computerspiele, nicht mal bunte Zeitschriften. Und hatten wir nicht das ungeheure Glück, im besten aller Staaten aufzuwachsen? Das jedenfalls wurde uns täglich eingebläut. Unaufhörlich führte man uns die Segnungen des Kommunismus vor Augen: in der Schule, bei den jungen Pionieren und bei den Paraden auf dem »Roten Platz« von Kolchosabad.

Für die Erwachsenen dagegen war das Leben wesentlich schwieriger. Sie machten sich keine Illusionen mehr und waren kaum noch empfänglich für die optimistischen Parolen der sowjetischen Propaganda. Meine Eltern gehörten als deutschstämmige Russen ohnehin zu einer Minderheit. Ich kann nur ahnen, was sie durchmachten in einem System, das sie politisch unterdrückte und ihr tägliches Überleben zu einem nie endenden Kampf machte.

Stundenlang standen meine Mutter und meine Großmutter Schlange, um einfachste Grundnahrungsmittel zu ergattern. Wenn meine Mutter nach sechs Stunden in der Warteschlange zur Arbeit gehen musste, reihte sich meine Großmutter an ihrem Platz ein. Tagelang harrten sie manchmal abwechselnd vor einem Laden aus, nur um ein Kilo Mehl oder unsere Schulbücher in Empfang nehmen zu können.

Oft mussten sie den kostbaren Warteplatz mit ihren Fäusten verteidigen, in einer aufgebrachten Menschenmenge, die handgreiflich wurde, erbittert durch das stundenlange Warten in der glühenden Hitze. Dann kam es zu Rempeleien, bei denen einem auch schon mal die Kleider vom Leib gerissen wurden. Aber meine Mutter kam nie mit leeren Händen nach Hause. Sie war eine wahre Künstlerin, wenn es darum ging, lebenswichtige Dinge für die Familie zu organisieren. Diese Gabe besitzt sie bis heute: aus nichts etwas Wunderbares zu schaffen.

Wie unwirklich erscheint mir heute diese Zeit, wie archaisch das Leben, das wir damals führten. Welch ein Kontrast zu der westlichen Welt, mit den technisch hochgerüsteten Kinderzimmern, in denen nur zu oft die seelische Verwahrlosung des Wohlstands herrscht. Niemand wäre auf die Idee gekommen, unsere kleinen Nöte dadurch zu besänftigen, dass man uns ein neues Spielzeug in die Hand drückte. Wir hatten nichts, und doch hatten wir etwas unendlich Kostbares: das farbige, reiche Leben von Kindern, die sich ihre eigene Welt erobern durften. Eltern, die trotz Armut und Arbeit ein offenes Herz für ihre Kinder hatten. Und das warme Nest der Großfamilie, in der wir uns geborgen fühlten. Es war der Zusammenhalt einer fest gefügten Notgemeinschaft. Ganz egal, was wir durchmachten – saßen wir abends erst einmal beieinander, im Schoß der Familie, dann war unsere Welt wieder in Ordnung.

Meine Kindheit in der ausgedörrten Steppe Tadschikistans ist ein Schatz, den ich bis heute tief in meinem Inneren aufbewahre. Die Mentalität der Tadschiken hat mich geprägt, diese stolzen, gastfreundlichen Menschen mit ihren schwarzen Augen und den sonnengegerbten Gesichtszügen. Auch die russische Seele ist ein Teil von mir geworden, mit ihrer tiefen Sehnsucht nach etwas, das unaussprechlich ist. Manchmal legte ich mich als Kind auf den Boden und atmete tief den Geruch der Erde ein. Dann murmelte ich »Heimat« vor mich hin, ohne recht zu wissen, was das eigentlich bedeutete.

Heute weiß ich es. Ja, Tadschikistan ist meine Heimat, dieses von Sandstürmen heimgesuchte Land mit seinem orientalischen Zauber und dem herben Duft nach Leben. Ich habe das Land förmlich eingeatmet, bis es zu meinem Land wurde. Wohl kaum ein anderer aus meiner Familie hat diesen glühend heißen Landstrich so sehr geliebt wie ich.

Ein Bündel voller Geheimnisse

Sie trug es fort, das Bündel meines Herzens,
doch in der Nacht gebar der Klang es neu.
Geh nicht mehr weg, verweile, bis ich wachse.
Und bring mich hin, zu deinem heiligen Ort.

Teresa Schuhl

2. Kapitel

VERWIRRENDE GEHEIMNISSE: ICH AHNE GOTTES GEGENWART

Ist es nicht seltsam, wie unbeirrt die kindliche Seele nach Geheimnissen und Wahrheiten forscht, selbst dort, wo jeder Glaube unterdrückt wird? Inmitten des kommunistischen Regimes wuchs in mir die Ahnung einer göttlichen Gegenwart, eine Sehnsucht nach dem Heiligen, auch wenn ich keinerlei religiöse Erziehung kennengelernt hatte. Es gab weder Kirchen noch Moscheen in der Welt meiner Kindheit, und bis auf die knienden Muslime, die ich manchmal am Straßenrand sah, hatte ich nie jemanden getroffen, der sich zu seinem Glauben bekannte. Eines Tages jedoch wurde meine Ahnung zur Gewissheit: Auch in meiner Familie hatte sich ein Glaube erhalten, den ich nicht verstand, aber mit allen Sinnen spürte.

Plötzlich sehe ich mich wieder in dem überfüllten Bus, der mich auf gewundenen Sandpisten in die Berge trägt. Sein Ziel ist der achtzig Kilometer entfernte Landkreis Nizhny Pyandzh, weit hinter Dusti und Faisabad. Eng und stickig ist es in dem Bus. Die Fahrgäste sind beladen mit riesigen Bündeln und Taschen, manche haben sogar Hühner und Ziegen in den Bus gezwängt. Der stechende Geruch von Schweiß und die Ausdünstungen der Tiere nehmen mir fast den Atem. Seit Stunden sind meine Großmutter und ich in dem uralten, völlig überladenen Gefährt unterwegs, das sich rumpelnd und lärmend wie eine Dampflokomotive über steile Gebirgspässe quält. Wir kommen nur im Schritttempo voran, und die Straße ist so schmal, dass ich fürchte, wir könnten jeden Moment in die Tiefe stürzen.

Von Zeit zu Zeit hält der Bus. Dann drängen noch mehr Menschen aller Nationalitäten durch die offene Tür. Einige junge Männer springen sogar während der Fahrt auf, obwohl es längst keinen Platz mehr gibt. Auch Großmutter und ich müssen stehen und werden von der Menschenmasse hin und her geschoben, wenn sich der Bus ächzend in die Kurve legt. Immer enger werde ich an meine Großmutter gepresst. Je heißer es wird, desto aufdringlicher legt sich der beißende, klebrige Gestank aus Schweiß und Kautabak wie eine zweite Haut über mich. Mir ist schwindelig, ich bin einer Ohnmacht nahe.

Mit flehenden Kinderaugen blicke ich zu Großmutter auf, doch sie zeigt kein Mitleid. Sie nickt mir nur stumm zu, als wollte sie sagen: »Klage nicht. Du wirst das schon ertragen, wie alle anderen auch.« Dabei sehe ich, dass sie genauso erschöpft ist wie ich. Ich erkenne es an der kraftlosen Geste, mit der sie sich mit ihrem völlig durchnässten Taschentuch den Schweiß von Gesicht und Hals wischt. Niemand beschwert sich. Die Augen der Menschen sind ins Leere gerichtet. Stumm und gleichmütig lassen wir uns vorwärtsschaukeln.

Mein Blick wandert zu dem Tadschiken gegenüber, der eine Glasperlenkette in seinen Händen hin und her dreht. Ich frage mich, ob er wohl die Perlen zählt. Seine Augen sind jung, viel jünger als das verhärmte Gesicht, das gezeichnet ist von den Anstrengungen der Reise. Man sieht ihm an, dass er sich jedes Stück Brot und jeden Schluck Wasser hart erarbeiten muss. Abweisend und misstrauisch fängt er meinen Blick auf, dann wendet er sich wieder seiner Perlenkette zu.

Nimmt diese Fahrt denn nie ein Ende? Sehnsuchtsvoll

denke ich an meine Mutter, die wir zu Hause zurückgelassen haben. Wäre sie jetzt hier, überlege ich, dann hätte sie einfach all diese Menschen beiseitegeschoben und einen Fensterplatz für uns erobert. Sie hätte mich auf ihren Schoß gesetzt, meinen Kopf an ihren großen Mutterbusen gedrückt und mir die nassen Haare aus dem Gesicht gestrichen. Ich seufze tief. Es ist selten, dass meine Mutter nur für mich da ist. Ständig wird sie von der Familie bedrängt, ständig ist da eines meiner Geschwister, das ihre Aufmerksamkeit verlangt. Meine Mutter ist unerreichbar, selbst wenn ich zu Hause bin. Im Laufe der Zeit ist deshalb Großmutter zu meiner engsten Vertrauensperson geworden. Bei ihr finde ich Zuflucht, bei ihr spüre ich eine Nähe, die durch nichts erschüttert werden kann.

Wieder schaue ich in ihr unbewegtes Gesicht, das mir so vertraut ist. Ich kenne jede Falte, jedes Mienenspiel und kann in diesem Gesicht lesen wie in einem Buch. Mit ihrem Ernst, aber auch ihrer Würde und ihrem Stolz prägt sie mich auf ganz andere Weise, als es eine überfürsorgliche Gluckenmutter getan hätte. Großmutter und mich verknüpft ein inniges Band. Nicht zuletzt trage ich ihren Namen, Teresa. Aber da ist noch mehr. Bei ihr kann ich das Mädchen sein, das ich in meinem Inneren geblieben bin, auch wenn ich nach außen hin den wilden Jungen gebe. Bei ihr brauche ich nicht zu kämpfen. Großmutter und ich, wir verstehen uns auf eine stumme, tiefe Weise. Für meine Eltern ist sie die harte, ungeliebte Prinzipalin der Familie, und meine Mutter hatte es besonders schwer mit ihrer strengen Schwiegermutter. Doch ich spüre auch ihre weiche, fürsorgliche Seite, selbst dann, wenn sie sich scheinbar unerbittlich zeigt. So wie jetzt. Unnahbar steht sie da, doch sie hat mir eine Tüte mit Sonnenblumenkernen zugesteckt, ein kleines Zugeständnis an die Strapazen der Fahrt.

Neugierig stelle ich mich auf die Zehenspitzen und erhasche in der drangvollen Enge einen Blick aus dem Fenster. Die Aussicht ist atemberaubend. Direkt neben der Piste gähnen Abgründe von vielen Hundert Metern, in denen reißende Gebirgsflüsse sprudeln. Kahle Hügel und jäh emporragende Berglandschaften wechseln sich ab, bis der Pjandsch zu sehen ist, der größte Quellfluss des Amu-Darja. Am gegenüberliegenden Ufer beginnt das unwegsame Afghanistan, Kunduz liegt keine siebzig Kilometer entfernt. Als sich ein großer, dunkelhaariger Mann direkt vor mir herabbeugt und sein Bündel fester verschnürt, gibt er den Blick auf einen Busbahnhof frei. Halblaut lese ich den großen, roten Schriftzug in tadschikischer Sprache: »Xush Omadet«, »Herzlich willkommen«.

Endlich erreichen wir Nizhny Pyandzh, und mit einem heftigen Ruck kommt der altersschwache Bus zum Stehen. Aus einem Lautsprecher ertönt blechern orientalische Musik. Plötzlich gerät die apathische Masse in Bewegung, alle drängen zur Bustür, und in Sekundenschnelle zerstreuen sich die Reisenden in alle Richtungen. Man kann nie sicher sein, ob der Bus wieder starten wird, wenn der Motor erst einmal ausgeschaltet ist. Doch darüber wird sich der Fahrer erst Gedanken machen, wenn er seine Rückreise nach Kolchosabad antritt. Oft versagt der Motor, dann müssen die Passagiere stunden- oder auch tagelang warten, bis Ersatzteile eintreffen und der Fahrer den Bus repariert hat. Niemand käme auf die Idee, sich darüber aufzuregen.

BLINIS, CHAI UND DEUTSCHE HEIMATLIEDER

Ich bin erleichtert, dass wir endlich aussteigen können. Noch weiß ich nicht, wohin die Reise geht. Es kommt selten vor, dass Großmutter Kolchosabad verlässt, und wenn sie es dennoch tut, muss es einen gewichtigen Grund geben. An diesem Tag ist sie besonders wortkarg, als wäre sie in geheimer Mission unterwegs, die äußerste Konzentration und Verschwiegenheit verlangt. Erwartungsvoll betrachte ich das bunte Gedränge auf dem Busbahnhof. Kinder schreien, Männer in bodenlangen Gewändern zerren ihre Ziegen hinter sich her, Melonenverkäufer preisen mit heiseren Schreien ihre Ware an.

Zu Fuß geht es weiter, auf steinigen Pfaden, vorbei an tiefen Schluchten, durch menschenleere Hochebenen. Meine Füße tun mir weh, doch gehorsam folge ich Großmutter, die unbeirrt vorwärtsmarschiert. Es ist Abend, als wir in einem kleinen Bergdorf ankommen. Ich kann vor Müdigkeit kaum noch stehen, die Kleider kleben mir am Leib. Zielstrebig geht Großmutter auf ein verwittertes kleines Haus zu und klopft. Sofort wird die Tür von einer fremden Frau geöffnet. Sie empfängt uns mit ausgesuchter Herzlichkeit, dann führt sie uns in die niedrige, dämmrige Stube, an einen reich gedeckten Tisch. Das Wasser läuft mir im Mund zusammen: Es gibt Plow und Blinis, dazu den traditionellen Chai.

Ausgehungert von der endlosen Reise, sinke ich auf einen Stuhl und greife zu. Immer mehr Frauen gesellen sich zu uns. Es wird erzählt und gelacht, und dann fangen alle an zu singen. Vergeblich versuche ich, den Sinn der Worte zu verstehen. Russisch ist das nicht, auch nicht Tadschikisch. Fragend zupfe ich Großmutter am Ärmel. »Das sind deutsche Heimatlieder, aus längst vergangenen Tagen«, flüstert sie mir zu. Ihr Gesicht ist gerötet vor Freude, ein besonderer Glanz liegt auf ihren zerfurchten Zügen. Deutsche Heimatlieder? Ich runzele die Stirn. Ist denn nicht Kolchosabad unsere Heimat?

Es ist bereits Nacht, als jemand an die Haustür pocht. Plötzlich verstummen die Frauen. Der Patron der Familie, ein alter, gebeugter Mann, steht auf und verschwindet in der Diele. Als er zurückkehrt, trägt er in seinen Händen ein kleines Bündel, so vorsichtig, als sei es ein kostbarer Schatz. Alle schweigen gespannt. Verwundert sehe ich, wie er das Bündel an sein Herz drückt und dann ohne ein Wort meiner Großmutter überreicht.

Meine Neugier ist grenzenlos. Welch ein Geheimnis verbirgt sich darin? Es muss etwas ungeheuer Wertvolles sein, so viel steht fest, denn Großmutter versteckt es sofort in ihrer Reisetasche, ganz unten, sodass man es nicht auf den ersten Blick finden kann.

Die Tage vergingen, und jeder war ein Fest. So wie bei unserer Ankunft wurde allabendlich zusammen gegessen, erzählt und gesungen. Ich liebte diese Welt der Erwachsenen, und ganz besonders liebte ich ihre Geschichten. Sie kreisten um die alten Mythen aus den Bergen Tadschikistans und wurden in einem verschwörerischen Ton vorgetragen, als handele es sich um ein geheimes Wissen. Zweifellos war es das auch. Jenseits der offiziellen Kultur wurden von Generation zu Generation Geschichten über Rätsel und Wunder weitergegeben, die eine andere Welt ahnen ließen, eine Welt voller Geheimnisse.

Besonders fesselte mich die Geschichte eines unglücklichen jungen Mädchens, das ihren toten Geliebten beweinte. Eines Nachts hielt sie es nicht mehr aus: Sie schlich sich auf den Friedhof, zu ihrer großen Liebe. Um ihm nahe zu sein, pflückte sie in ihrer Verzweiflung ein paar Blumen von seinem Grab und nahm sie mit nach Hause. Es war ein Frevel, den sie teuer bezahlen musste. Die ganze Nacht lang riefen die Blumen: »Bring uns zurück, bring uns zurück!« Das Mädchen, so raunten die Frauen mit gesenkter Stimme, wurde daraufhin verrückt. Mit angehaltenem Atem hörte ich zu. Ob das wahre Begebenheiten waren oder fantasievoll ausgeschmückte Legenden, spielte keine Rolle. Zu stark war der Zauber, den sie verströmten. Magisch berührten sie meine kindliche Seele, und ich vergaß keine einzige davon.

Dunkel ahnte ich, dass diese Frauen Dinge wussten, die die Essenz des Lebens ausmachten. Sie alle hatten einen schwierigen Alltag zu meistern. Von früh bis spät leisteten sie Schwerstarbeit, um ihre Familien mit dem Nötigsten zu versorgen. Was sie überleben ließ, war der tiefe, unbeirrbare Glaube an ihre verborgenen Kräfte, an die Gabe, zu besänftigen und zu heilen, wo die Not am größten war. Sie ruhten in der Gewissheit, dass sie dem Schicksal vertrauen durften, weil es Dinge gab, die jede Vernunft überstiegen. Das war der Kern ihrer Geschichten und Mythen, das war die Kraft, aus der sie schöpften.

Das geheimnisvolle Bündel geriet darüber erst einmal in Vergessenheit. Ich nahm mir anfangs vor, meine Großmutter bei einer günstigen Gelegenheit danach zu fragen, doch die vielen neuen Eindrücke überlagerten die seltsame nächtliche Übergabe. Erst Wochen später geriet das Bündel wieder in meinen Blick. An diesem Tag machte sich meine Großmutter besonders fein und band sich ein neues weißes Kopftuch um. Sie befahl mir, mich gründlich zu waschen und meine weißen Strümpfe anzuziehen, die ich sonst nur an hohen Feiertagen trug.

Ich war aufgeregt und wollte wissen, wohin es ging. Doch Großmutter schwieg, wie immer. Es war ein Sonntag, als wir uns auf den Weg machten. Ein kilometerlanger Fußmarsch lag vor uns, aber ich freute mich, dass ich mit Großmutter zusammen sein durfte. Stundenlang waren wir unterwegs, auf ungepflasterten, staubigen Straßen. Von Zeit zu Zeit stürzten sich wilde Hunde in ganzen Rudeln auf uns. Mehr als einmal war ich schon gebissen worden, wenn ich mit den Jungen spielte, Großmutter aber wusste sich zu wehren. Sie hatte eine Rute mitgenommen, und mit wenigen Hieben vertrieb sie die kläffenden Tiere, sobald sie sich näherten.

»Wohin gehen wir?«, fragte ich wieder. Großmutter sah starr geradeaus. »Zu deiner Großtante Klause-Mutter«, war die knappe Antwort. Mehr verriet sie nicht. Ich kannte Klause-Mutter. Sie war eine Schwester meiner Großmutter mütterlicherseits, eine Schwester von Oma Nieder aus Deutschland. Klause-Mutter war etwas Besonderes. Oft wurde erzählt, dass sie Kranke und Bedürftige besuchte, ihnen eine Kleinigkeit zusteckte und sie mit Gebeten tröstete. Wie ein Engel der Mühseligen und Beladenen tat sie Gutes, beseelt von einer nahezu göttlichen Gabe, mit der sie Verzweifelte aufrichtete und Schwerkranke gesunden ließ. Manche meinten, dass sie eine Heilige sei. So war ich voller Ehrfurcht, als wir ihr Haus erreichten.

EIN BLICK AUF DER HAUT UND IM HERZEN

Eine unbekannte Frau öffnete uns die Tür und legte sofort einen Finger an die Lippen. Ich verstand. Wir sollten leise sein. Aber warum? Durch einen Vorhang spähte ich ins Wohnzimmer, wo sich einige ältere Frauen um Klause-Mutter versammelt hatten. Mir fiel auf, dass ich das einzige Kind war. Großmutter wurde bereits erwartet. Alle flüsterten aufgeregt durcheinander, als sie ihre Tasche auf einen Stuhl stellte und ein verschnürtes Bündel herausholte.

Ich riss die Augen auf: Es handelte sich um jenes Bündel, das der alte Mann in Nizhny Pyandzh ihr gegeben hatte! Mit einem Schlag war alles still. Wortlos stellten die Frauen Kerzen auf und zündeten sie an. Dann schmückten sie den Tisch mit Blumen und zogen alle Vorhänge fest zu. Offenbar durfte niemand sehen, was hier vor sich ging. Mein Herz klopfte laut. Was hatte Großmutter vor? Etwas Verbotenes?

Immer noch lag eine angespannte Stille im Raum. Klause-Mutter breitete ein weißes Tuch über einen kleinen Tisch. Nun löste Großmutter das Band, mit dem das Bündel verschnürt war, und holte einen seltsamen Gegenstand heraus, so lang wie mein Unterarm. Es war ein silbernes Kreuz.

Matt schimmerte das Metall im flackernden Schein der Kerzen. Feierlich übergab sie das Kreuz an Klause-Mutter. Meine Großtante führte es an die Lippen, küsste es und verneigte sich tief – wie damals die Männer beim Gebet. Die übrigen Frauen verneigten sich ebenfalls. Jetzt endlich verstand ich, was es mit der Heimlichtuerei auf sich hatte: Irgendein verbotener Ritus wurde hier zelebriert. Doch Großmutter war keine Muslimin. Verwirrt betrachtete ich den silbernen Gegenstand, um den so viel Aufhebens gemacht wurde.

Klause-Mutter stellte das Kreuz auf den kleinen Tisch. Ich spürte, dass von diesem Kreuz eine besondere Aura ausging, wusste aber nicht, was ich davon halten sollte. Ängstlich rückte ich näher zu Großmutter, hockte mich auf den Boden und umklammerte ihr Bein. Nun begann Klause-Mutter, in einer unbekannten Sprache lange Sätze zu sprechen. Die übrigen Frauen wiederholten das Gesagte. Dann berührte meine Großtante ihr Gesicht mit den Händen und tauchte ihre Finger in eine Wasserschale. Sie versprengte das Wasser in alle vier Himmelsrichtungen, die anderen Frauen berührten mit der rechten Hand Stirn und Brust.

Die Luft war drückend, und die brennenden Kerzen nahmen mir die letzte Luft zum Atmen. Benommen lauschte ich dem Klang der fremden Sprache, der immer monotoner wurde, bis er zu einem einzigen summenden Ton verschmolz. Er schien mich in einem gleichmäßigen Rhythmus hin und her zu wiegen. Irgendwann spürte ich meinen Körper nicht mehr. So glitt ich sanft in einen tiefen Schlaf.

Als ich erwachte, war ich allein im Raum. Alle Kerzen waren erloschen. Ein unruhiges Gefühl erfasste mich. Deutlich spürte ich Blicke, so, als würde mich jemand aus der Ferne beobachten. Dabei war ich doch allein. Oder etwa nicht? Irritiert stand ich auf und blickte mich um. Niemand war zu sehen. Woher kam nur dieser Blick, den ich auf der Haut und im Herzen spürte?

Ganz langsam ging ich durch den abgedunkelten Raum auf den kleinen Tisch zu, wo noch immer das silberne Kreuz stand. Mit einem Finger berührte ich es vorsichtig. Während ich es betrachtete, entdeckte ich einen Mann mit unendlich traurigen Augen, der am Kreuz hing. Hatte ich Tränen in Klause-Mutters Augen gesehen, als sie das Kreuz an sich nahm? Und sprachen die alten Frauen ihre geheimnisvollen Texte für den traurigen Mann?

Ich wusste es nicht. Doch da war dieser Blick, das Gefühl, angeschaut zu werden, und ich fühlte, dass etwas geschehen war, dessen Bedeutung ich noch nicht erfassen konnte. Eine Gänsehaut überlief mich. Es war der Ruf des Herzens, der mich erreicht hatte. Ich spürte: Etwas in meinem Leben hatte sich unwiderruflich verändert. Viele Jahre später erst begriff ich: Gott hatte mich angeschaut.

Die Nachtigall

Mir werden begegnen die Vögel des Waldes,
mich betören mit ihrem Gesang.
Sie werden mich rufen, ihnen zu folgen,
um zu vergessen die eine, die erweckt meinen Drang.

Denn nur diese erreicht es, mein Herz zu erobern,
mich zu befreien von Sehnsucht und Scham.
Sie führt mich zum Hügel, mich selbst zu erheben,
zu erkennen mein wahres Gesicht.

Ich werde ihr folgen, verlasse die Wälder,
werf ab nun mein schweres Gewicht.
Ich trug's all diese Jahre, im Glauben zu leben,
als sei's unerreichbar für mich.

Ich schließe die Augen und öffne mein Herz,
lass sie ein in den Tempel der Nacht.
Sie singt von der Freiheit, mich endlich zu fühlen,
– mich endlich zu lieben –
mich an andere zu vergeben, doch nur mit Bedacht.

Ihr Klang wandelt mein Wesen,
so sei es gewesen, in all den vergangenen Zeiten,
in denen ich mich ließ außer Acht.
Doch jetzt bin ich bei mir, fang an, mich zu lieben.
Durch die Nachtigall der Nacht.

Teresa Schuhl

GOTT WOHNT IN ALLEN DINGEN

Weise Menschen erzählen sich eine Geschichte über einen Mönch, der immer den Norden anbetete. Um den Norden anzubeten, baute sich der Mönch eine kleine Kapelle. Doch dann kam ein mächtiger Sturm, entwurzelte die Bäume und fegte die Kapelle einfach davon. Wochenlang irrte der Mönch durch die Wälder, untröstlich, dass er den Norden nicht mehr anbeten konnte. Eines Tages traf er einen anderen Mönch, der auf einem Esel vorbeiritt. Dieser hielt sein Tier an und fragte: »Was verwirrt Euch, Bruder? Warum klagt Ihr so laut, dass man es weithin durch die Wälder hört?« – »Der Sturm hat mir meine Kapelle genommen«, erwiderte der erste Mönch, »und nun habe ich keinen Platz mehr, an dem ich meinen Norden anbeten kann.«

Der andere Mönch, ein weiser Mann, sprach: »Ob du den Norden oder den Süden, den Osten oder Westen anbetest, immer betest du Gott an. Und das kannst du in jeder Kapelle, in jeder Kathedrale, auf jedem Felsen und auf jeder Wiese tun. Es kommt nicht auf die Umgebung und nicht auf die Richtung an, in der du dich verneigst. Wenn dein Gebet aus dem Herzen kommt, wird Gott hören, dass du ihn anrufst.« Nun verstand der Mönch: Das Wesentliche ist der tiefe, wahre Glaube. Und genau diesen Glauben bewahrten die alten Frauen.

Später erinnerte ich mich noch oft an diese Geschichte, in einer Zeit meines Lebens, als ich Tadschikistan längst verlassen hatte. Immer wieder begegneten mir Menschen, die auf der Suche nach Gott waren, bis sie sich eines Tages am Ziel wähnten. Sie meinten, ihn gefunden zu haben – in Kirchen, in Orden, in Regeln, die sie sich auferlegten, immer fest davon überzeugt, sie könnten Gott festhalten wie einen Besitz.

Doch irgendwann stellen sie fest, dass dieser gefangene Gott seinen Sinn verliert. Zurück bleibt eine Leere, die sie mit nichts füllen können. So vergehen die Jahre, die Sehnsucht in ihrem Herzen erlischt, und eine große Einsamkeit erfasst sie. Sie verlieren sich hinter den selbst gebauten Mauern, und sie verlernen, auf den Ruf der Seele zu hören. Eine neuerliche Suche beginnt, nach materiellen Dingen, nach Menschen, von denen sie sich einen Lebenssinn erhoffen.

Aber erst wenn sie durch die dunkelste Nacht wandern, entdecken sie im glücklichsten Fall einen schmalen, unscheinbaren Pfad, der sie zu Gott zurückführt. Der Ruf des Herzens ist leise, im Getriebe der Welt ist er kaum wahrzunehmen. Nur wenn es still wird, im Dunkel und in der Einsamkeit, wird er wieder laut. Dann mag man zweifeln, ob es wirklich ein Ruf ist, ob dieser schmale Pfad wirklich gangbar ist. Doch der Ruf wird immer klarer, und Sehnsucht und Zweifel lösen sich im Glauben auf. Der Vorhang des Vergessens zerreißt. Wir erkennen: Gott ist reine Liebe. Er ist kein Verbot, kein Gebot, keine Macht und keine Last, sondern einzig und allein Liebe.

Gott ist Liebe

Die Unwissenden plappern, dass Liebe und Gott
zweierlei sind.
Doch keiner weiß, dass Liebe allein Gott ist.
Wenn der Mensch aber erkennt, dass Liebe und Gott
dasselbe sind,
dann bleiben Liebe wie Gott für immer.

Thirumandiram, Vers 270

Das Wissen um das Heilige braucht keine Theorie und keine Wissenschaft, keine Beweise und keine Statistiken. Gott ist die Antwort, die der suchenden Seele zuteilwird.

Für mich gleicht Gott einer Nachtigall. Und wer hätte nicht den Wunsch, jederzeit dem wunderbaren Gesang der Nachtigall zu lauschen? So mancher denkt, er könnte sie fangen und in einen Käfig sperren, um jederzeit ihren wunderbaren Gesang zu genießen. In der Gefangenschaft aber verliert die Stimme der Nachtigall ihren betörenden Klang, und sie verstummt für immer, so wie der Ruf des Herzens.

Wenn ich mich an dem Gesang der Nachtigall erfreuen möchte, darf ich sie weder fangen noch einsperren. Jeden Tag aufs Neue muss ich mich auf den Weg in den Wald machen, über Stock und Stein, um sie zu suchen. Dabei kann ich im Dickicht des Waldes fallen und mir die Knie blutig schlagen, oder ich verzweifle, weil das vertraute Zwitschern nicht mehr an mein Ohr dringt. Doch wenn der Gesang der Nachtigall dann wieder ertönt, die Botschaft ihrer Lieder, die Reinheit des Gefühls, entschädigt mich das für alles Ungemach, das ich auf mich genommen habe, um ihr in die Freiheit zu folgen. Glauben heißt suchen. Damals war es nur eine Ahnung. Heute ist es meine kostbarste Gewissheit.

Die Frauen meiner Familie haben mir vorgelebt, was Glaube bedeutet. Ihre Gläubigkeit überdauerte im Untergrund, unbeirrbar und stark, obwohl sie keine Kirchen hatten, keine Gesangbücher, keine Priester. Oft denke ich an den Moment zurück, als ich die Gegenwart Gottes als Gewissheit spürte, in jener Nacht, als ich zum ersten Mal ein Kreuz betrachtete. Seither wohnt Gott für mich in allen Dingen. Mein Gott braucht keine Kirche, keinen Altar, keine prächtigen Tempel, sondern nur mein Herz. Doch es sollten noch viele Jahre vergehen, bis ich mich selbst auf die Suche nach ihm machte.

Glück oder Unglück?

In jeder Herausforderung steckt das Geschenk
einer Lektion.
Unsere Aufgabe ist es, die Lektion zu lernen und
das zu würdigen, was sie uns gelehrt hat.

unbekannt

3. Kapitel

IM GUMMIBÄRCHENPARADIES: MEINE NEUE, FREMDE HEIMAT

Die ganze Familie ist in Aufruhr. Seit Tagen flüstern die Erwachsenen verstohlen miteinander und laufen unruhig hin und her. Sie scheinen etwas zu planen. Immer hektischer geht es zu in unserem kleinen Haus. Schränke werden ausgeräumt, Wäsche wird gewaschen, Papiere werden geordnet. Zu meinem größten Erstaunen beginnen meine Eltern, Kleidung und sogar unsere wenigen Möbel an Verwandte zu verschenken. Auch wir Kinder werden aufgefordert, unsere bescheidenen Kleider und andere Habseligkeiten zu verschenken. Etwas ganz Besonderes muss bevorstehen, aber was?

Und dann, endlich, erfahre ich den Grund für die Heimlichkeiten: Wir werden ausreisen, nach Deutschland. Sechzehn lange Jahre hat meine Familie auf das Visum gewartet, sechzehn Jahre des Bangens und der Hoffnung. Jetzt ist es so weit. Meine Eltern haben es vor der Öffentlichkeit absichtlich geheim gehalten, bis zum letzten Tag vor der Abreise. Zu groß war ihre Angst, dass man ein Attentat auf uns verüben oder uns verhaften könnte, wenn bekannt würde, dass wir der Sowjetunion den Rücken kehren wollten. Wer in den Westen ausreist, gilt in den Augen der Sowjets als Verräter. Und mit Verrätern macht man kurzen Prozess.

Deutschland! Die deutschen Heimatlieder meiner Großmutter fallen mir ein. Und Oma Nieder, die uns ein paarmal Gummibärchen geschickt hat. Meine Mutter erzählt mir, dass Oma Nieder bereits in den Fünfzigerjahren nach Deutschland ausgereist ist und damals ihre fünf erwachsenen Kinder zurückgelassen hat. Ganz allein ist sie in ihre alte Heimat zurückgekehrt, so stark war ihre Sehnsucht. Nun werden wir ihr folgen, und was das bedeutet, kann ich nicht einmal ahnen.

Aufgewühlt bespreche ich die Neuigkeiten mit meinen Geschwistern. Für Josef und mich gibt es nur eine plausible Erklärung: Ganz bestimmt fahren wir nach Deutschland, weil es dort Gummibärchen und Schokolade gibt. Dass wir danach wieder zurückkehren, steht für uns fest. Unsere anfängliche Verunsicherung weicht jetzt bunten Bildern, die den Fotos gleichen, welche Oma Nieder uns geschickt hat. In glühenden Farben malen wir uns aus, wie das Schokoladenparadies wohl aussieht, in das wir fahren werden. Unsere Seelen hätten wir verkauft, nur um dorthin zu gelangen. Und jetzt dürfen wir einfach so in dieses Schlaraffenland? Kein Auge machen wir zu in dieser Nacht.

Anfang Juni 1976 ging alles ganz schnell. Zusammen mit dem Bruder meiner Mutter und dessen Familie, die ebenfalls ein Visum bekommen hatten, ging es auf die große Reise. Ein gemieteter kleiner Bus brachte uns zum Flughafen in die ungefähr hundertfünfzig Kilometer entfernte Hauptstadt Duschanbe. Das Dorf lag noch im Halbdunkel, keine Menschenseele war auf der Straße zu sehen, als wir unsere Reise ins Ungewisse antraten. Während ich mich verschlafen an die staubige Fensterscheibe drückte, sah ich ein letztes Mal die leeren Gassen von Kolchosabad an mir vorüberziehen. Ich war elf Jahre alt, und ich wusste nicht, dass es ein Abschied für immer sein würde.

Wieder musste meine Familie alles zurücklassen, was sie mit eigenen Händen aufgebaut hatte. Wir durften nur zwei Koffer mitnehmen – für drei Erwachsene und vier Kinder. Erfasste Wehmut meine Eltern? Mischte sich Furcht in ihre

Erleichterung, die Furcht vor dem Unbekannten? Ich weiß es nicht. Viel zu aufgeregt war ich, als wir nach der Busfahrt ein echtes Flugzeug bestiegen. Ich hatte einen Fensterplatz bekommen und sah, wie der Flughafen unter uns immer kleiner wurde, bis er ganz verschwand. Was für ein Abenteuer!

Nach über fünfeinhalb Stunden Flug landeten wir in Moskau. Ein Bus brachte uns zum Flughafen Scheremetjewo, von wo aus es in den Westen gehen würde. Doch der Abflug verzögerte sich. Kreidebleich verhandelte mein Vater mit einem Beamten, der nur die Achseln zuckte. Wann die Maschine starten würde? Das wisse niemand. Meine Eltern gerieten in Panik. Wurde unsere Ausreise im letzten Moment doch noch vereitelt? Immer wieder bestürmten sie die Flughafenangestellten, doch niemand gab ihnen eine Auskunft. Am schlimmsten litt mein Vater unter der unerträglichen Anspannung. Er misstraute den sowjetischen Behörden und zerbrach sich unablässig den Kopf darüber, was uns im schlimmsten Fall erwarten würde: Straflager, Haft, Todesstrafe? Alles schien möglich.

Drei lange Tage kampierten wir auf den Bänken des Wartesaals, dann ging es endlich weiter. Wir waren am Ende unserer Kräfte. Übernächtigt und erschöpft flüsterten meine Eltern miteinander, während wir die Gangway erklommen und unsere Plätze einnahmen. Ging alles mit rechten Dingen zu? Brachte man uns wirklich nach Deutschland? Sollte sich jetzt tatsächlich der lang gehegte Traum erfüllen, zurück in die alte Heimat zu gelangen?

ZWISCHEN ZWEI KULTUREN

Erst als wir in Frankfurt landeten, legte sich die Angst meiner Eltern ein wenig. Wir hatten es tatsächlich geschafft! Mein Vater jedoch blieb skeptisch. Er fürchtete, man könnte uns doch noch nach Tadschikistan zurückschicken. Deshalb verbot er uns, Russisch zu sprechen, sobald wir deutschen Boden betraten. »Ihr seid jetzt echte Deutsche!«, schärfte er uns Kindern ein, und wir verstanden nur zu gut, was er damit meinte: Wir sollten vergessen, woher wir kamen. Es war ein zwiespältiger Ratschlag. So gut er auch gemeint war, er bedeutete, dass wir unsere Wurzeln verleugnen sollten. Von einem Moment auf den anderen waren wir heimatlos geworden. Aber damals lagen uns solche Gedanken noch fern. Zu überwältigend war das, was nun wie eine Woge über unseren Köpfen zusammenschlug: ein vollkommen fremdes Land, das uns gleichermaßen verzauberte wie einschüchterte.

Ich erinnere mich noch genau, wie wir vollkommen geblendet durch die Ankunftshalle des Frankfurter Flughafens wanderten. Die erleuchteten Schaufenster funkelten und strahlten wie Ali Babas Schatzhöhle. Ungläubig starrten wir die Auslagen an, in denen lauter Dinge lagen, die wir nicht kannten und die doch unendlich verführerisch wirkten. Ich war noch nie in einer Stadt gewesen, hatte noch nie solche Geschäfte gesehen. Das war etwas ganz anderes als das halb leere Magasin, in dem es außer Brot selten etwas zu kaufen gab.

Der erste Mensch in Deutschland, den Großmutter am Flughafen ansprach, war ein farbiger Mann. »Sieh doch, den fragen wir«, raunte sie mir zu. Schon seit Stunden hatte sie ein menschliches Bedürfnis verspürt, und dieser dunkelhäutige Mann schien ihr der richtige zu sein, um sich nach einer Toilette zu erkundigen. Fragend sah sie ihn an, während sie in ihrem Gedächtnis nach den passenden deutschen Worten kramte. »Piss, piss?«, flüsterte sie. Der Mann runzelte die Stirn, dann hellte sich seine Miene auf, und er zeigte auf eine entfernte Tür. Dahinter verbarg sich etwas Unerhörtes: ein spiegelblank gewienerter, gefliester Raum mit

Toilettenschüsseln aus Porzellan und automatischen Wasserspülungen. So etwas hatten wir nicht einmal in unseren kühnsten Träumen für möglich gehalten, wir kannten ja nur das primitive Plumpsklo auf dem Hof. Keine Frage, Deutschland war eine Wunderwelt voller Überraschungen.

Noch auf dem Flughafen nahm uns das Rote Kreuz in Empfang. Man schenkte uns Kindern Cola und Schokolade, dann wurden wir in das Durchgangslager Friedland gebracht. Während der Fahrt drückten wir uns alle die Nasen an der Busscheibe platt. So viele Lichter! So viele Autos! Und so saubere Straßen! Kein Staubkorn war zu sehen! Ungläubig betrachteten wir alles, bepackt mit den neuen, fremden Süßigkeiten.

In Friedland setzte sich das Wunder fort. Für Einheimische mochte die einfache Barackensiedlung ein trostloser Ort sein, wir jedoch staunten von morgens bis abends über den ungewohnten Luxus, der hier herrschte. Andächtig nahmen wir die Etagenbetten in Augenschein, das gebügelte Bettzeug, die sauber gefegten Böden. Wir waren im Westen, im gelobten Land!

Allein schon das Frühstück war eine Sensation. Die Augen gingen uns über angesichts der Körbe voller Brötchen und der verschwenderischen Mengen an Butter, Marmelade und Wurst. Sofort stopfte sich meine Mutter ein paar Brötchen in die Tasche, bis eine freundliche Bedienung ihr versicherte, dass es auch am nächsten Morgen wieder Brötchen geben werde. Verlegen packte meine Mutter ihre Beute wieder aus. Noch mochte sie nicht ganz daran glauben, dass diese Köstlichkeiten unerschöpflich sein sollten. Die vielen Jahre des Mangels steckten ihr in den Gliedern. Daheim hatte man alles horten müssen – und nun sollte das nicht mehr gelten?

Nach dem Frühstück führte man uns in die Kleiderkammer des Roten Kreuzes. Wir waren sprachlos. Pullover, Jacken, Blusen, sogar Jeans gab es in rauen Mengen. Zu Hause hatte ich nur meine Schuluniform gehabt und ein einziges Kleid, das mir meine Mutter aus altem Bettzeug genäht hatte. Wir wurden aufgefordert, uns zu bedienen, doch wir zögerten. Durften wir einfach so zugreifen? Die meisten Kleidungsstücke wirkten wie neu! Es war wie Weihnachten und Ostern zugleich, als wir uns dann durch Berge von Mänteln, Jacken, Hemden und Hosen wühlten. Ich war selig, als ich schwer beladen in unsere Unterkunft zurückkehrte und meine Schätze ordnete. Abends unternahmen wir einen Spaziergang durch die Wohnviertel von Friedland. Zum ersten Mal sah ich Gärten mit hellgrünem Rasen und Gartenzwergen, die mich in helles Entzücken versetzten. Was war das bloß für ein Land, in dem die Bewohner Spielzeug vor ihrem Haus aufstellten?

Bis wir uns ein eigenes Zuhause einrichten konnten, waren allerdings noch einige Hürden zu nehmen. Eine Odyssee begann, die uns nach mehreren Stationen schließlich nach Nordrhein-Westfalen führte. Es war eine nervenaufreibende Zeit, in der meine Eltern in die Mühlen der Bürokratie gerieten, endlos Anträge ausfüllten und immer wieder an der Sprachbarriere scheiterten. Ihre Deutschkenntnisse entpuppten sich als lückenhaft, und mehr als einmal fragten sie sich, ob sie überhaupt willkommen waren.

Die »Wiedereingliederung« in Deutschland erwies sich als unerwartet kompliziert, doch meine Eltern kämpften sich tapfer durch Berge von Formularen, mit starrem Blick auf eine bessere Zukunft. Gleichzeitig mussten wir einen wahren Kulturschock verkraften. Wir fühlten uns wie Exoten und wurden förmlich erschlagen von den materiellen Segnungen, die auf uns einprasselten. Nichts, was wir jemals erlebt und besessen hatten, ließ sich mit dieser Welt vergleichen.

Alles glitzerte und funkelte. In Deutschland gab es einfach alles, sogar unsere geliebten Sonnenblumenkerne, die man fertig geschält und geröstet in Zellophantüten kaufen konnte. Und es gab noch weit mehr: gesalzene Nüsse, Kartoffelpüree in Tüten, Erbsen in Dosen und Süßigkeiten, von denen wir in Tadschikistan nicht einmal hätten träumen können. Tagelang liefen wir nur durch die Geschäfte, um zu schauen und zu staunen. Wir waren fest entschlossen, unsere alte Heimat zu vergessen und uns in diese neue, glänzende Welt zu verlieben. Unser bescheidenes, vertrautes Zuhause in Kolchosabad begann allmählich, wie eine alte Fotografie zu verblassen.

Nach einiger Zeit kehrte eine gewisse Normalität ein. Mein Vater fand eine Arbeit im Bayerwerk Leverkusen, sechs Jahre später zogen wir in ein schönes Reihenhaus im Grünen, wo jedes der Kinder ein eigenes Zimmer bekam. Welch ein Kontrast zu der winzigen, weiß gekalkten Lehmhütte in Kolchosabad, in der wir gewohnt hatten. Nach außen hin hatten wir durch die harte Arbeit meiner Eltern viel erreicht, sehr viel sogar, wenn man bedenkt, dass wir quasi mit nichts in ein fremdes Land gekommen waren. Wir hatten uns eine neue Existenz aufgebaut, trotz aller Widrigkeiten.

Mein Vater machte schnell den Führerschein und kaufte einen uralten *Simca*, den die ganze Familie morgens um halb sechs anschieben musste, wenn er zur Arbeit fuhr. Fast jedes Wochenende standen Ausflüge auf dem Programm. Wir besuchten Freizeitparks, Tiergärten und Märchenwälder. Mein Vater wurde nicht müde, uns zu allen erreichbaren Sehenswürdigkeiten zu fahren. Keiner unserer Verwandten zeigte seinen Kindern so viel von Deutschland wie er.

Doch bald lernte ich, dass die neue Freiheit in Wahrheit enge Grenzen hatte. Wir konnten nicht mehr einfach loslaufen, wie in Kolchosabad, wo es keine Mauern und keine Zäune gegeben hatte, die uns aufhielten. Hier war alles streng geregelt. »Betreten verboten« stand auf den Schildern, die uns daran hinderten, auf den Wiesen Fußball zu spielen. Ungläubig buchstabierten wir die deutschen Wörter und verstanden nicht, warum dieses herrliche Grün nur angeschaut werden durfte. Betreten verboten, das galt auch für die Häuser und Gärten der Nachbarn. In Tadschikistan waren die Türen immer offen gewesen, man besuchte einander, und Gäste waren jederzeit willkommen. In der Reihenhaussiedlung aber schottete sich jeder ängstlich ab.

Welch ein anderes Leben waren wir in Kolchosabad gewohnt gewesen! Dort hatte mein Vater abends auf zwei Fingern gepfiffen, und schon versammelten sich alle um den großen Tisch. »Kommt, machen wir Schaschlik«, schlug mein Vater zum Beispiel vor, und dann kamen auch Freunde und Nachbarn vorbei. Jeder brachte etwas mit, und meine Mutter, die für ihre Kochkünste berühmt war, stellte schon kurze Zeit später die ersten dampfenden Schüsseln auf den Tisch. Bis tief in die Nacht hatten wir dann zusammengesessen. Niemand schickte uns Kinder ins Bett, wir schliefen einfach, wenn wir müde waren. Damit war es nun vorbei.

Menschen, die im Überfluss aufgewachsen sind, können sicherlich kaum nachvollziehen, wie verunsichert wir waren. Was unser altes Leben ausgemacht hatte, galt hier nichts mehr. Alles war fremd und ungewohnt: die Sprache, die Lebensgewohnheiten, die Mentalität der Deutschen. Das Familienleben wurde in unserer neuen Heimat zusehends schwieriger. Wir Kinder fanden uns nach dem ersten Schock einigermaßen problemlos zurecht. Schon nach wenigen Wochen Schulunterricht beherrschten wir die deutsche Sprache und passten uns den neuen Verhältnissen an. Meine Eltern dagegen stellten irritiert fest, dass sie sich zwar deutsch fühlten, von den Deutschen aber wie Ausländer behandelt wurden.

Die Situation hätte paradoxer nicht sein können. In Russland hatte man sie als Deutsche geächtet, in Deutschland aber waren sie jetzt »die Russen«, und das, obwohl sie nie mehr Russisch sprachen. Sie waren Fremde in ihrer vermeintlichen Heimat. Solche Kränkungen erschütterten ihr Selbstverständnis. So büßten meine Eltern schon nach wenigen Jahren viel von ihrer Gelassenheit und ihrem Humor ein. Vor allem mein Vater wurde zusehends dünnhäutiger. Er ertrug es nicht mehr, wenn wir wie gewohnt herumlärmten und -tobten. Immer häufiger forderte er lautstark seine Ruhe ein. Und immer wieder kam es deshalb zu Streitigkeiten.

Da waren wir also, in diesem Paradies auf Erden, und fühlten uns verloren und entwurzelt. Was zählte es schon, dass wir nicht mehr in bitterer Armut lebten? Das komfortable Reihenhaus, der gut gefüllte Kühlschrank, die vielen Dinge, die wir uns leisten konnten, sie wogen nicht den Verlust auf, den wir zu beklagen hatten: das vertraute, harmonische Familienleben, einen Rückhalt, den wir dringend gebraucht hätten in der verstörend neuen Welt. Deutschland entpuppte sich als ein vergiftetes Schlaraffenland, das meinen Eltern die letzten Kräfte raubte.

Wir Kinder saugten gierig alles Neue in uns auf, wozu auch die Erziehungsideale gehörten, die wir aus der Schule mitbrachten. In Deutschland gestand man Kindern viel mehr Rechte und Freiheiten zu als in der Sowjetunion. Man ließ sie diskutieren und hielt wenig von Ordnung und Autorität. Meine Eltern dagegen beharrten auf ihrer alten Rolle als Respektspersonen und waren völlig überfordert von ihren zunehmend aufsässigeren Kindern. Die älteren von uns vier Geschwistern kamen gerade in die Pubertät, und wir dachten gar nicht daran, uns dem altmodischen Reglement unserer Eltern zu fügen. Ein Bruch zog sich durch die Generationen, unmerklich erst, dann immer offener, bis es schließlich zu erbitterten Konflikten kam.

Meinen Vater traf es besonders hart. Seine liebevolle Autorität wankte, und er verstand nicht, warum wir Kinder ihn immer öfter mit einem »später vielleicht« vertrösteten. In Tadschikistan war sein Wort Gesetz gewesen. Ein einziger strenger Blick des Familienoberhaupts hatte genügt, damit wir uns seinem Willen fügten. Nun aber lehnten wir uns gegen ihn auf.

So brach die Familie auseinander, unsere einstmals starke und sichere Gemeinschaft, die uns in Tadschikistan über alle Schwierigkeiten hinweggetragen hatte. Wir wussten einfach nicht mehr, wie wir miteinander umgehen sollten. Jeder war in seiner eigenen Krise gefangen, unfähig, noch irgendwelche Gemeinsamkeiten zu entdecken. Jeder fühlte sich missverstanden, jedes Wort wurde zu einem giftigen Pfeil.

Auch mich traf das Aufeinanderprallen der unterschiedlichen Welten mit voller Wucht. Auf das, was mich in Deutschland erwartete, war ich einfach nicht vorbereitet gewesen. Ich hatte ja nur gelernt, mich wie ein Junge aufzuführen, als Kämpferin, die Mädchen gering achtete und Jungen als Gegner betrachtete. Eine Weile ging das gut. Doch mit den Jahren erwachte die Frau in mir, und ich begann, mich brennend für das andere Geschlecht zu interessieren. Wie sollte ich mich einem Jungen nähern? Als sanftes, fügsames Mädchen ganz bestimmt nicht, dachte ich. Also suchte ich die Konfrontation, um auf mich aufmerksam zu machen. Ich gab mich aufsässig und unbequem, musste aber schnell feststellen, dass diese Taktik meine Altersgenossen abstieß.

Vollkommen hilflos war ich, ohne die leiseste Ahnung, wie ich mich zurechtfinden sollte. Das änderte sich auch nicht, als ich älter wurde und ernsthafte Kandidaten um mich warben. Sicherlich, die jungen Männer fanden es interessant, einer Frau zu begegnen, die die Ärmel hochkrempelte und vor nichts zurückschreckte. Ich konnte ebenso geschickt nähen und stricken wie mit einer Bohrmaschine umgehen und strotzte nur so vor Selbstbewusstsein. Doch gerade das hinderte mich daran, eine engere Beziehung zu einem Mann aufzubauen. Sosehr ich mich auch geliebt wusste, schon nach kurzer Zeit fühlte ich mich eingeengt, und der Partner stand mir nur noch im Weg.

Das alte Dilemma meiner Kindheit zeigte sich nun mit aller Macht. Ich hatte Angst, weiblich zu sein, mehr als je zuvor. Weiblichkeit war für mich gleichbedeutend mit Schwäche und der Gefahr, zu einem dummen Weibchen zu verkommen. Noch wollte ich nicht wahrhaben, dass die vermeintliche Schwäche der Frauen in Wahrheit eine ungeheure Stärke ist. Was mir fehlte, waren positive Vorbilder. Ich begriff nicht, dass meine Mutter weit mehr war als eine unterwürfige Ehefrau, die ihre eigenen Bedürfnisse hintanstellte. Ich wollte nicht sehen, wie viel Gutes sie tat, wie sie auf ihre stille, dienende Weise die Familie zusammenhielt. So, wie ich meine Heimat verleugnete, so verleugnete ich auch den starken Kern des Weiblichen, der mir dort vorgelebt worden war.

Ich schwankte zwischen den Geschlechterrollen, unfähig, meinen Weg zu finden. Ich verachtete Männer, die Frauen wie Sklavinnen behandelten, und genauso verachtete ich Frauen, die sich den Männern unterwarfen. Zwischen diesen Mustern schien kein Platz für mich zu sein. Auf keinen Fall wollte ich einem Mann dienen oder seiner Willkür ausgeliefert sein, so viel wusste ich. Ich war immer noch das Wüstenmädchen, stark, aufrecht, mutig, wehrhaft. Und stolz, unbändig stolz. Es war ein einsamer Kampf. Ich meinte, alles zerstören zu müssen, was ich als falsch und unfair empfand. Meinen Frieden jedoch fand ich dadurch nicht. Zu sehr wuchs das Verlangen, meine weibliche Seite auszuleben, die zarte, sensible, verletzliche Seite, die ich niemandem zeigte. Und meine Familie? Sie schüttelte nur den Kopf über den unreifen Teenager, der um sich schlug wie ein Halbstarker. So verging kein Tag ohne Streit und Tränen.

Meine Mutter blieb bei diesen Streitigkeiten als Einzige standhaft. Unermüdlich versuchte sie, mit ihrer liebenden Fürsorge die Wogen zu glätten. Erfüllt vom Ethos der christlichen Nächstenliebe, war sie stets bereit, sich selbst an die letzte Stelle zu setzen. Das brachte mich noch mehr in Rage. Wütend beobachtete ich, wie selbstlos sie sich aufopferte – nicht nur für uns Kinder und für meinen Vater, sondern auch für die vielen Verwandten, die mittlerweile in Scharen aus Russland kamen. Von früh bis spät kochte und putzte sie, bewirtete Gäste, ging mit Verwandten zu Ämtern und half ihnen, wo sie nur konnte.

Wie gern hätte ich mich ihr anvertraut, doch sie war wie immer viel zu sehr mit anderen beschäftigt, um mir zuzuhören. Sie hatte keinerlei Verständnis für das, was mich bewegte. Mehr als einmal hatte ich ihr vorgeworfen, dass sie sich immer nur um andere kümmerte, statt auch einmal um mich. Eine Antwort wusste sie nicht darauf. Achselzuckend rührte sie dann in einem Kochtopf oder wischte ein paar Krümel vom Küchentisch, während ich mit hängenden Schultern vor ihr stand und mir nichts weiter wünschte, als endlich mal in den Arm genommen zu werden.

Meinem Vater dagegen wuchs die Situation zusehends über den Kopf. Oft zog er sich zurück und versank in düsteren Grübeleien, bis er schließlich niemanden mehr an sich heranließ. Nie sprach er aus, was ihn bedrückte. Er hatte einfach nicht gelernt, über wichtige Dinge zu reden, und scheute offene Worte, wenn es um seine ureigensten Gefühle ging. Die Fronten waren verhärtet. Wir sprachen kaum noch miteinander. Das Wüstenmädchen fand sich nun in einer ganz anderen Wüste wieder: in einer überforderten, ausgelaugten Familie, in der die Gespräche versandet waren, in einer emotional verhärteten Welt. Was sollte nur aus mir werden? Ich wusste es nicht.

Nur meine Großmutter hielt unerschütterlich zu mir. Wenn ich sie anrief, sagte sie nur: »Komm her, mein Kind.« Sie stellte nie Fragen, sie gab mir in ihrer unendlichen Güte einfach, was ich brauchte. Großmutter war mein Fels in der Brandung, wie schon in Tadschikistan. Die Nähe zu ihr blieb, obwohl sie sich zweifellos um mich sorgte. Aber kein Wort der Kritik kam über ihre Lippen. Sie war immer noch meine Babuschka-Mutter, unerschütterlich, schweigsam, mit einem riesengroßen Herzen.

Manchmal schaute ich in den Spiegel. Was ich sah, war eine schmale, verunsicherte junge Frau, in deren Augen eine unbestimmte Sehnsucht lag. Aber wonach sehnte ich mich eigentlich? Was war meine Bestimmung? Welchen Weg sollte ich einschlagen? Meine Familie war mir fremd geworden, und auch ich selbst war mir fremd. Ich hatte zwar zwei gute Freunde, aber erschrocken stellte ich fest, wie einsam ich mich dennoch fühlte.

Wie ein schwarzes, gähnendes Loch lag meine Zukunft vor mir. Ich sehnte mich nach offener Rebellion, nach einer freien Existenz in anarchistischen Kreisen, die im Verborgenen für Gerechtigkeit kämpften. Der Gedanke faszinierte mich: gegen das herrschende System kämpfen, untertauchen müssen, ein abenteuerliches Leben abseits der Gesellschaft führen. Ich sah mich schon als Partisanin in Straßengräben kauern und in konspirativen Wohnungen hausen. Doch dann verließ mich wieder der Mut. Was sollte ich nur mit mir anfangen?

Ich hatte inzwischen meine Mittlere Reife gemacht, mit einem glänzenden Zeugnis. Meine Eltern kamen allerdings gar nicht erst auf die Idee, dass meine Schwester und ich auch das Abitur hätten schaffen oder sogar studieren können. Manchmal dachte ich daran, Kinderärztin zu werden, aber ein Studium lag außerhalb meiner Vorstellungskraft. Der Zufall kam mir zu Hilfe. Meine Mutter arbeitete als Zugehfrau bei einer Apothekerin, die schnell bemerkte, dass ich mich für medizinische Dinge interessierte. Sie schätzte meine Mutter sehr und lobte sie wegen ihrer Fähigkeit, Ordnung zu halten, da sie selbst eher zum Chaos neigte. Auch ich galt als äußerst ordentlich. Mehr als einmal hatte meine Mutter der staunenden Verwandtschaft meine penibel aufgeräumten Schränke gezeigt.

In den Sommerferien bot die Apothekerin mir einen Aushilfsjob als Apothekenhelferin an, und spontan sagte ich zu. Endlich tat ich etwas Sinnvolles. Hingebungsvoll ordnete ich Tablettenschachteln in die Regale ein, füllte Bestellzettel aus und kümmerte mich um das Labor. Eines Tages machte mir die Apothekerin einen neuen Vorschlag: Was ich davon hielte, bei ihr eine Ausbildung zu absolvieren? Parallel könnte ich die Fachschule für pharmazeutisch-technische Assistenten besuchen. Ich war begeistert, aber nicht ganz sicher, ob ich das schaffen würde. »Keine Sorge«, beruhigte sie mich, »wenn ich Nachtdienst habe, kommst du zu mir in die Apotheke, und dann lernen wir die lateinischen Begriffe.«

So begann ich meine Ausbildung. Von nun an stand ich täglich im Labor der Apotheke und stellte zusammen mit einem anderen »PTA-Mädchen« Zäpfchen, Pillen und Hustensäfte her. Die Arbeit machte mir Spaß. Dennoch: Was wirklich aus mir und meinem Leben werden sollte, das lag weiterhin im Dunkeln. Ich war achtzehn Jahre alt. Noch immer haderte ich mit meinem Frausein und sehnte mich nach Erlösung aus meinen zwiespältigen Gefühlen. Das Schicksal wollte es, dass ich schließlich einem Mann begegnete, der mich auf den ebenso schmerzhaften wie lebenswichtigen Weg der Selbsterkenntnis führen sollte.

4. Kapitel

GEFANGEN UND AUSRADIERT: SZENEN EINER UNHEILVOLLEN EHE

Manchmal ist es nur ein Blick, ein flüchtiger, fast beiläufiger Blick, der das ganze Leben verändern kann: ein Funke, der überspringt und helle Flammen auflodern lässt. Ein einziger Blick genügte an jenem Märztag im Jahr 1984, um meinem Leben eine einschneidende Wendung zu geben.

Es ist früher Abend, ein langer Arbeitstag in der Apotheke liegt hinter mir. Ungeduldig warte ich an meiner gewohnten Bushaltestelle in Opladen auf die Linie 207. Immer wieder sehe ich zur Uhr. Wo der Bus nur bleibt? Als er endlich in Sicht kommt, passiert etwas Seltsames: Statt zu halten, braust er in vollem Tempo an mir vorbei. Verwundert fange ich den Blick des Fahrers auf, der mich im Vorbeifahren anstarrt. Er hat mich doch gesehen, warum hält er dann nicht an? Komischer Kerl. Während ich noch darüber nachdenke, macht der Bus plötzlich kehrt und rast auf mich zu. Erschrocken weiche ich zurück, und mit quietschenden Bremsen hält der Bus direkt vor meinen Füßen.

Meine Knie zittern, als ich einsteige. Ist der Busfahrer vollkommen verrückt geworden? Warum hat er mir solch einen Schreck eingejagt? Wütend mustere ich ihn. Er ist jung, nur wenige Jahre älter als ich, und er wirkt überraschend attraktiv: braun gebrannt, durchtrainierter Körper, siegesgewisses Lächeln. Nicht gerade das, was man sich unter einem normalen Busfahrer vorstellt. Schnell setze ich mich auf einen freien Platz, lasse ihn jedoch nicht aus den Augen. Allmählich verfliegt meine erste Wut. Vielmehr beschäftigt mich jetzt die Frage, warum er mich so merkwürdig angestarrt hat – schließlich gehöre ich nicht gerade zu den Frauen, nach denen sich die Männer umdrehen. Ich bin keine dieser hübschen Barbiepuppen, die sich herausfordernd zurechtmachen und kurze Röcke tragen. Umso mehr beunruhigt mich, dass der Busfahrer mich während der gesamten Fahrt im Rückspiegel beobachtet. Stimmt etwas nicht mit mir?

Nach ein paar Stationen kann ich endlich aussteigen. Doch schon wieder geschieht etwas Ungewöhnliches: Der Fahrer öffnet nur die vordere Bustür, angeblich, weil die hintere Tür defekt ist. Ich glaube ihm kein Wort. Offensichtlich will er, dass ich noch einmal an ihm vorbeigehe. Also gut, überlege ich, er fordert mich heraus. Das kann er haben. Hoch erhobenen Hauptes marschiere ich nach vorn, nehme allen Mut zusammen und frage ihn, warum er mich angestarrt habe. Statt einer Antwort grinst er nur. Im gleichen Augenblick entdecke ich eine blau-weiß-rot gestreifte Jacke und einen kleinen Koffer neben seinem Sitz. Auf dem Koffer prangt ein grellbunter Aufkleber: »Küss mich, ich bin der Prinz!«

Nun wird mir einiges klar. Das muss der Typ sein, von dem alle Mädchen schwärmen. Ich kenne die Geschichten, die man sich über ihn erzählt, Geschichten von einem Busfahrer mit einer blau-weiß-roten Jacke, der allen Frauen den Kopf verdreht. Man munkelt, dass manche sogar ihr Auto stehen lassen, nur um ihn zu treffen. Er scheint ein notorischer Herzensbrecher zu sein, genau der Typ Mann, den ich so gar nicht mag. Lautlos lache ich in mich hinein. Andererseits erfüllt es mich auch mit ein wenig Stolz, dass er mich überhaupt wahrgenommen hat.

Einige Wochen vergehen, und ich habe den Busfahrer

schon fast vergessen, als ich ihm plötzlich wieder gegenüberstehe. Lächelnd öffnet er die Tür, als hätte er mich längst erwartet. Als ich mich an ihm vorbeidrücken will, sagt er: »Gleich habe ich frei, dann holen wir deine Sachen, und du ziehst zu mir.« Wie war das? Sprachlos über seine Frechheit stehe ich da. Für wen hält er sich eigentlich? Keine Frage, sein Angebot ist eine einzige Provokation. Will er etwa herausfinden, wie weit er gehen kann?

Jetzt erwacht mein alter Kampfgeist in mir. Jawohl, ich werde meine Kräfte mit ihm messen, wie damals mit Josef. Und ich werde die Oberhand behalten. Ich bin stark, stärker als dieser eingebildete Frauenheld. Deshalb beschließe ich, ihn ein für alle Mal in seine Schranken zu weisen, und bleibe einfach sitzen, als meine Station kommt. Gespannt warte ich, was geschehen wird.

Während der Fahrt habe ich Gelegenheit, ihn zu beobachten. Es ist einfach unglaublich, welche Wirkung dieser Mann auf das weibliche Geschlecht hat. Die Frauen liegen ihm förmlich zu Füßen. Ungeniert flirten sie mit ihm, selbst dann, wenn sie von ihren Männern begleitet werden. Ich bin fassungslos. Wie können sie nur so schamlos sein? Manche legen ihm sogar mit dem Fahrgeld ihre Telefonnummer auf den Zahlteller. Und er? Er reicht die Zettel jedes Mal mit einem triumphierenden Grinsen an mich weiter, als sei ich seine Komplizin. Er spielt, das wird mir klar, heute mit der einen Frau, morgen mit einer anderen. Und ich spiele mit, fest davon überzeugt, dass ich das Spiel gewinnen werde – weil ich die einzige Frau in Leverkusen bin, die ihn nicht haben will.

Schließlich ist es so weit. Seine Schicht ist zu Ende, wir steigen aus und gehen zu seinem Auto, das er an der Endstation geparkt hat. Und nun? Ich lasse ihn in dem Glauben, dass ich auf seinen Plan eingehe, nenne aber eine falsche Adresse. Als wir dort angelangt sind, bitte ich ihn, einen

Moment auf mich zu warten. Ohne mich noch einmal umzudrehen, verschwinde ich in Windeseile zwischen zwei Häusern und renne nach Hause, als sei der Teufel hinter mir her. Es ist ein diebischer Spaß, mir vorzustellen, wie er vergeblich auf mich wartet. Ich habe gewonnen! Niemals werde ich mich so einfach einfangen lassen! Dennoch spüre ich mein Herz klopfen. Er heißt Robbi. Und er ist der verrückteste Typ, dem ich je begegnet bin.

Von nun an achtete ich auf jeden vorbeifahrenden Bus. Instinktiv spürte ich, dass ein vollkommen fremdes Gefühl Besitz von mir ergriff. An manchen Abenden dachte ich wehmütig an ihn zurück, an diesen merkwürdigen, anziehenden Mann, der mich erobern wollte. Ich war mir gar nicht mehr so sicher, dass ich stark genug war, ihm zu widerstehen, also ging ich ihm lieber aus dem Weg. Doch ich hatte nicht mit seiner Hartnäckigkeit gerechnet. Waren es meine heimlichen Wünsche, die ihn wieder zu mir führten?

Als ich eines Nachmittags zu Fuß auf dem Weg zur Bank war, um Geld für die Apotheke zu wechseln, bremste plötzlich ein Bus neben mir, mitten auf freier Strecke. Atemlos kam Robbi auf mich zugestürmt und rief: »Du entkommst mir nicht!« Wie angewurzelt blieb ich stehen. Wieder klopfte mein Herz, eine heiße Röte lief über mein Gesicht. Er hat mich nicht vergessen, durchfuhr es mich, er hat Ausschau nach mir gehalten. Und er hat mich gefunden. Lachend sagte er: »Weißt du was? Ich habe gleich frei. Lass uns nach Brügge fahren! Du brauchst deine Sachen nicht zu holen, ich kaufe dir alles neu!«

BEGEGNUNG MIT DEM TRAUMPRINZEN

Ungläubig sah ich ihn an. Woher nahm er diese Sicherheit? Gleichzeitig stieg in mir auch ein ganz anderes Gefühl hoch: das Gefühl, von einer magischen Kraft angezogen zu werden. Widerstrebend gestand ich mir ein, dass mir seine unkonventionelle Art gefiel. Ich hatte genug Männer kennengelernt, die sich von mir hatten einschüchtern lassen. Und ich hatte lange genug auf einen gewartet, der es mit mir aufnehmen konnte. Robbi war so einer, ein strahlender Eroberer, der mir unmissverständlich zeigte, was er wollte: mich. Mit einem Mal gab es kein Halten mehr. Ja, ich wollte mit Robbi wegfahren, und sei es bis ans Ende der Welt. Was hatte ich schon zu verlieren? Es war Freitagnachmittag. Das ganze Wochenende lag vor mir, und es wäre ein trostloses, vertanes Wochenende gewesen, wenn ich abgelehnt hätte. »Gut«, hörte ich mich sagen, »lass uns zusammen wegfahren. Warum nicht?«

Schon wenige Stunden später schlenderten wir durch die Straßen von Brügge. Ich rieb mir die Augen. Was machte ich bloß hier mit einem wildfremden Mann? Wo sollte das alles hinführen? Andererseits wirkte Robbi eigentümlich vertraut. Ich protestierte nicht einmal, als er zart und vorsichtig nach meiner Hand griff, während er mich mit seinen tausend Geschichten unterhielt. Er war ein grandioser Erzähler. Noch nie hatte mich ein Mann so sehr zum Lachen gebracht. Mit ihm hatte alles eine nie gekannte Leichtigkeit, die mich in einen unwirklichen Schwebezustand versetzte.

Wir aßen Eis und gingen spazieren wie ein vertrautes Liebespaar. Es dämmerte schon, als wir uns schließlich auf eine Bank setzten. Robbi legte ganz behutsam einen Arm um mich, als sei es das Selbstverständlichste der Welt. Dann sah er mir fest in die Augen und fragte: »Willst du mich heiraten?«

Ich hielt den Atem an. Tausend Gedanken schossen mir durch den Kopf: Er weiß nichts über dich, er weiß nicht, wie du denkst und fühlst und wie du morgens nach dem Aufstehen aussiehst. Er weiß nicht, wie du liebst und hasst, er kennt deine Familie nicht, er weiß nur, dass er dich will. Andererseits: War es nicht das, wovon alle Frauen träumten? Von einem Traumprinzen erobert, entführt und gerettet zu werden, um für den Rest des Lebens glücklich in seinem Schloss zu wohnen?

Mit aller Macht erwachte die Frau in mir, die ich nie hatte sein wollen und die doch tief in mir geschlummert hatte. Robbis Worte trafen mich mitten ins Herz. Zu heiraten und eine Familie zu gründen hatte ich kategorisch abgelehnt, ich, das starke, rebellische Wüstenmädchen, das auf sich selbst aufpassen konnte. Nun jedoch war alles wie verwandelt. Ja, er wollte mich, daran bestand kein Zweifel, ich sah es an seinem Blick, ich spürte es mit jeder Faser meiner Seele. Mein Widerstand schmolz dahin. Der harte Panzer, mit dem ich mich all die Jahre gewappnet hatte, fiel von mir ab. Ich wollte mich nicht mehr wehren. Ich sah nur Robbi, ich fühlte nur Robbi, und mit einem Mal schien alles ganz einfach zu sein.

Mein Verstand setzte aus. Keine Sekunde verschwendete ich an den Gedanken, was eine Ehe überhaupt bedeutete, welchen lebensverändernden Schritt ich vor mir hatte, wenn ich einwilligte. Verflogen war mein Vorsatz, eines Tages in den Untergrund zu gehen, das System zu bekämpfen und im Namen der Gerechtigkeit das Leben einer Außenseiterin zu führen. So erwiderte ich seinen Blick und sagte schlicht: »Ja.« Noch wusste ich nicht, dass auch die Ehe ein System sein kann, in dem man im Verborgenen einen Kampf führen muss – um das eigene Überleben.

Der Nachmittag in Brügge veränderte alles. Mit Robbi betrat ich ein neues Universum, das bunt war, verrückt, grenzenlos. Sein Übermut war so ganz anders als die schwerblütige Art der anderen Männer, die mich meist nach kurzer Zeit gelangweilt hatten. Mit Robbi war es keine Sekunde langweilig. Ein Zauber ging von ihm aus, dem jeder erlag. Seine Kunst, Menschen zu fesseln, hatte etwas Genialisches. Er war ein Wortvirtuose, steckte voller Geschichten und Einfälle und legte sich unheimlich ins Zeug, wenn wir zusammen waren. Das Leben schien für ihn ein einziger Abenteuerspielplatz zu sein, und jeder, den er kennenlernte, ließ sich von seiner guten Laune und seiner Überzeugungskraft anstecken. Er war sich seiner Fähigkeiten nur allzu bewusst. Glänzend verstand er sich darauf, Menschen mit wenigen Worten nach seinem Belieben zu verzaubern.

In klaren Momenten fragte ich mich: Warum Robbi? Warum ein Mann, dessen Gehabe ich doch eigentlich ablehnte? Es dauerte eine Weile, bis ich das Schema verstand. Robbi war alles andere als ein primitiver Macho, auch wenn er auf den ersten Blick so wirkte. Er verkörperte genau jenen Typus Mann, den ich immer als Rivalen bekämpft hatte, gleichzeitig aber trug er mich auf Händen. Dieser Widerspruch faszinierte mich. In meiner Familie gab es solche Männer nicht. Obwohl wir nun viele Jahre in Deutschland lebten, galten bei uns immer noch die alten Hierarchien: Frauen hatten Dienerinnen ihrer Männer zu sein, Respekt aber wurde ihnen kaum entgegengebracht. Robbi dagegen war ein richtiger Mann, kein jämmerlicher Pantoffelheld, dennoch achtete er mich. Und ich, die erfahrene Kriegerin und unerfahrene Frau, folgte ihm blind, unfähig, mich seinem Bann zu entziehen.

Nur drei Monate später heirateten wir standesamtlich, im August folgte eine Traumhochzeit mit zweihundert Gästen. Es war ein rauschendes Fest. In Tadschikistan hatte meine Familie gelernt, wie man ausgelassen feiert, die Tische bogen sich unter üppigen Speisen, der Wodka floss in Strömen, eine Kapelle spielte auf. Jetzt waren wir Mann und Frau, überglücklich tanzten wir bis in den frühen Morgen. Auch meine Eltern waren selig. Ausgerechnet ihre rebellische Tochter würde jetzt in geordneten Verhältnissen leben. Erst bei der Hochzeitsfeier wurde ihnen klar, dass ich in eine wohlhabende Familie heiratete, denn beim Fest der Liebe begegneten sie zum ersten Mal Robbis Eltern.

Zwei völlig unterschiedliche Kulturen trafen aufeinander: Auf der einen Seite meine einfache Familie, die in Deutschland neu hatte anfangen müssen, auf der anderen Seite die eher gutbürgerliche Familie von Robbi. Sein Großvater war jahrzehntelang Direktor eines großen Tiefbauunternehmens gewesen, sein Vater arbeitete als Personalchef bei einer einflussreichen Behörde. Der Kontrast hätte größer nicht sein können. Für mich aber wirkte alles wie ein einziger wunderbarer Traum. Gleich nach der Hochzeit fuhren wir nach Meran, denn Robbi wollte mir das Land seiner Vorfahren zeigen. Dort sah ich wieder Berge und fühlte wieder eine Sonne, die so heiß vom Himmel brannte wie in Tadschikistan. Unser Glück schien grenzenlos, und wir sehnten uns danach, es mit einem gemeinsamen Kind zu vervollkommnen. Knapp ein Jahr nach der Hochzeit wurde unser Sohn Philipp geboren. Ein Junge! Gott sei Dank!, dachte ich. Das Kind war gesund und kräftig, es wog bei der Geburt fast vier Kilo. Noch dazu war es ein Sohn – welch ein Segen! Ich war stolz auf mich und stolz auf meine Entscheidung für eine Familie. Wir alle waren außer uns vor Freude über das kleine, zerbrechliche Wesen, und die gesamte Familie überschüttete es mit Liebe. Robbis altes Kinderbettchen wurde vom Dachboden geholt, seine Mutter strich es weiß an und richtete es liebevoll her.

Philipp sah aus wie ein Engel mit seinen blonden Locken und den stahlblauen Augen. Stundenlang trugen wir unseren kleinen Prinzen abwechselnd auf den Armen, wiegten ihn in den Schlaf und sangen ihm Lieder vor. Robbi war ein leidenschaftlicher Vater. Täglich badete er seinen Sohn, spielte und schmuste hingebungsvoll mit ihm. Ein Leuchten lag dabei in seinen Augen, auch ein Funken Stolz, dass er so etwas Besonderes erschaffen hatte. Philipp verbrachte seine ersten Lebenswochen auf dem Bauch seines Vaters. Keiner durfte den Kleinen länger als zwei Minuten halten, dann forderte Robbi seinen Sohn sofort wieder zurück.

DIAGNOSE: MANISCH-DEPRESSIV

Doch dieser glückselige Zustand war nur von kurzer Dauer. Was auch immer das auslösende Moment gewesen sein mag, mit aller Macht brach plötzlich Robbis Psychose aus, die er lange vor mir verborgen hatte. Aus dem siegesgewissen jungen Mann, der alle bezauberte, aus einem fürsorglichen und liebevollen Ehemann und Vater wurde ein gebrochener Mensch, unfähig, ein normales Leben zu führen. Es war eine Katastrophe. Ängste aller Art plagten ihn, vor allem fürchtete er sich vor Menschen. Mit seinen gerade mal vierundzwanzig Jahren hielt er sein bisheriges Leben für vollkommen verpfuscht. Es dauerte eine Weile, bis ich begriff, dass er seine männliche Attitüde nur vorgeschützt hatte. Nein, er war kein Held in schimmernder Rüstung, der mich auf sein Schloss entführte. Robbi wollte selbst gerettet werden.

Unter der Oberfläche des strahlenden Traumprinzen entdeckte ich fassungslos einen innerlich zerrissenen Mann, dessen Sehnsucht nach Liebe und Anerkennung nie gestillt worden war. In seiner Familie zählte nur Leistung, sonst nichts. Was ihm schmerzlich fehlte, war die bedingungslose Hingabe von Eltern, die ihr Kind annehmen können, so, wie es ist. Stattdessen gewährten ihm seine Eltern Liebe allenfalls als Belohnung für Wohlverhalten. Vor allem seine Mutter verhielt sich ihm gegenüber sehr distanziert. Von ihr erfuhr ich die ganze Wahrheit über Robbi – so, wie ich sie nie gesehen hatte.

Mich schauderte, als meine Schwiegermutter mir eines Nachmittags unter vier Augen gestand, wen ich geheiratet hatte. Schon als Baby hatte er laut schreiend protestiert, wenn seine Mutter ihn nur einen Moment lang allein gelassen hatte. Als er älter wurde, steigerte sich seine Sucht nach Aufmerksamkeit ins Maßlose. Einen Kindergarten oder eine Schule zu besuchen, war ein Ding der Unmöglichkeit gewesen. Regelmäßig befielen ihn derart massive Panikattacken, dass er das Haus nicht mehr verlassen konnte und nur noch Privatunterricht erhielt. Die überforderten Eltern schleppten ihn zu Kinderärzten und Psychologen. Deren Diagnose war vernichtend: Robbi sei manisch-depressiv – und nicht therapierbar.

Ich war vollkommen verwirrt. Warum machte sie mir nicht Mut, ihren Sohn zu lieben und zu ihm zu stehen? Warum war ihr Urteil derart vernichtend? Und warum machte sie mir Angst? Näher kennengelernt habe ich sie nie, dazu gab sie mir keine Gelegenheit, und deshalb ist es mir bis heute ein Rätsel, warum die Mutterliebe in ihr versiegt war. Ich hatte Robbi als charmant und selbstsicher kennengelernt, als einen übermütigen Eroberer, der mir die Leichtigkeit des Seins zeigte. Doch nun schien es so, als sei er im Grunde immer noch das schreiende Kind, das alle Aufmerksamkeit an sich riss. Hatte sie recht? Und wie viel hatte sie zu seiner problematischen Kindheit beigetragen?

Ich wusste es nicht. Doch ich sah, wie sehr er litt. Obwohl er körperlich in bester Verfassung war, glaubte er, todkrank zu sein, und entwickelte eine zwanghafte Angst vor Keimen. Kam jemand zu Besuch, lief er danach mit einem Desinfektionsmittel durch die Zimmer und sprühte alles ein, in der wahnhaften Vorstellung, dass er sich sonst infizieren würde. Immer mehr kam seine übersteigerte Hypochondrie zum Vorschein. Hilflos musste ich mit ansehen, wie er zu einem seelischen Wrack verkümmerte.

Auf professionelle Hilfe konnte ich nicht hoffen. Kein Psychiater, kein Psychotherapeut nahm sich seiner mehr an. Zu oft hatte er, der glänzende Schauspieler, sie getäuscht, hatte ihnen den fröhlichen jungen Mann vorgespielt und sich einer Behandlung verweigert. Seit seiner Kindheit hatten die Eltern jeden namhaften Spezialisten in Deutschland aufgesucht, ohne Erfolg. Jetzt stand ich ganz allein da, mit einem seelisch zerrütteten Mann, und fühlte mich heillos überfordert. Ich war einundzwanzig Jahre alt, gerade Mutter geworden und hatte alle Hände voll damit zu tun, mein Baby zu versorgen. Schaute ich es an, war meine Welt für kurze Augenblicke wieder heil. Gleichzeitig aber geriet alles um mich herum aus den Fugen.

Ich war völlig auf mich allein gestellt. Schon kurz nach dem Ausbruch von Robbis Krankheit waren seine Eltern fortgezogen, ohne eine Adresse zu hinterlassen. Sie hatten ihn aufgegeben, so wie die Ärzte und Psychologen. Offenbar waren sie froh, ihrer Verantwortung zu entkommen, die nun ganz allein auf mir lastete. Sogar seine Großmutter Ami, die ihn über alles geliebt hatte, wandte sich von ihm ab. »Wo du hintrittst, wächst kein Gras mehr«, waren die letzten Worte, die sie an ihn richtete. »Setz dich auf dein Motorrad und fahre gegen die Wand. Das ist für alle das Beste.« Es war keine Böswilligkeit, die sie zu so einer Aussage brachte, es war die pure Verzweiflung. Wenige Jahre später starb sie, und ich bin sicher, dass sie an ihrem gebrochenen Herzen zugrunde ging.

Wir verließen das Haus immer seltener, bis wir uns ganz darin verschanzten. Alles erschien Robbi feindlich und bedrohlich. Wir gegen den Rest der Welt, das war die Devise, nach der wir lebten. Zu dritt hausten wir nun in unserer Festung, ohne Kontakt zur Außenwelt. Meine Arbeit in der Apotheke hatte ich längst aufgegeben. Von meinen Eltern und Geschwistern hatte ich mich losgesagt, nachdem Robbi mir eingeredet hatte, dass sie mir nicht guttäten. Wir lebten völlig isoliert. Mein Freiraum wurde immer mehr beschnitten, bis ich ganz in dem Leben aufging, das er mir diktierte.

Obwohl das Haus groß war und von einem weitläufigen Park umgeben, hatte ich immer mehr das Gefühl, in einer Streichholzschachtel eingeschlossen zu sein.

JAHRE DER EINSAMKEIT UND DER ISOLATION

Sechs lange Jahre verließ ich kaum das Haus. Auch Besucher empfingen wir nicht mehr, denn es wäre viel zu kompliziert gewesen, ihnen Robbis Verhalten zu erklären. Warum er sich vor der Welt versteckte, warum er nach mir rief wie ein Ertrinkender. Auch ich versuchte ja vergeblich, diesen Wahnsinn zu begreifen, der nicht zu begreifen war. Irgendwann spürte ich, dass meine Kräfte versiegten. Gleich zwei Menschen wollten meine Aufmerksamkeit und meine Liebe. Ich konnte mich immer weniger um unser Kind kümmern. Wie auch? Robbi war das Kind, das nach mir verlangte, fordernd und zunehmend egoistisch.

Jeden positiven Gedanken zerstörte er, wie ein kleiner Junge, der sein Spielzeug zertritt. Das geschah allerdings so subtil, dass ich es zunächst gar nicht bemerkte. So verstrickte ich mich nichtsahnend in seine Machtspiele und ordnete mich ihm immer mehr unter. Einmal saßen wir beim Frühstück, und er fragte: »Siehst du diese Tasse da?« Natürlich sah ich die Tasse. Sein Blick verfinsterte sich: »Da steht keine Tasse.« Sollte das ein Scherz sein? Nein, es war kein Scherz. »Diese Tasse existiert gar nicht«, behauptete Robbi, »sie ist nur da, weil du sie ansiehst. Schließ die Augen. Und? Ist die Tasse noch da?« Wir begannen zu streiten, aber mit seiner rhetorischen Brillanz ging Robbi wieder einmal als Sieger hervor.

Anfangs versuchte ich noch, ihm etwas entgegenzusetzen. Wie einst als kleines Mädchen wollte ich mich wieder behaupten, und so kämpfte ich zunächst mit ihm. Wir diskutierten, wir stritten, und ich versuchte ihn zu verstehen, so gut ich konnte. Aber es war ein ungleicher Kampf, denn seine Krankheit änderte ihren Charakter und verwandelte sich von tiefster Depression in aggressive Manie. Sie übte eine zerstörerische Macht aus, der wir beide völlig ausgeliefert waren.

War es Schicksal? War es eine Prüfung, der ich mich unterziehen musste? Vieles spricht dafür. Manchmal überlegte ich für kurze Momente, mit Philipp in ein Frauenhaus zu gehen. Doch statt die Flucht zu ergreifen, blieb ich bei Robbi, als müsste ich ein Versprechen aus früheren Zeiten einlösen. Meine innere Stimme sagte mir, dass Robbi eine Lebensaufgabe war, die mir gestellt wurde. So begann ein Martyrium, das mich fast das Leben kostete.

Ich wurde immer schwächer und verlor immer mehr an Gewicht. Ich weinte viel, unendlich viel. Manchmal malte ich mir aus, was wohl andere junge Frauen in meinem Alter gerade taten. Gingen sie ins Kino? Ins Café? All das kannte ich nicht – unbeschwerte Nachmittage mit Freundinnen, Abende, an denen man ausging und sich amüsierte, Reisen in ferne Länder. Ich kannte nur die permanente Sorge um einen Mann, der mich mit seinem Schmerz einkerkerte. So vergingen dunkle Jahre. Ich wurde zweiundzwanzig, dreiundzwanzig, vierundzwanzig, aber das bunte, leichte Leben meiner Altersgenossen blieb mir verwehrt.

Nur ganz selten regte sich mein alter Widerspruchsgeist, und zwar immer dann, wenn es um Philipp ging. Eines Tages kam er weinend nach Hause, weil ein Hausmeister in der Nachbarschaft ihm das Fußballspielen verboten hatte. »Weißt du was?«, sagte ich. »Nimm deinen Ball und schieße ihn direkt in das Fenster des Hausmeisters!« Ungläubig sah er mich an. »Aber Mama«, widersprach er, »das darf man doch nicht.« Ich kniete mich neben ihn. »Diesmal schon, mein Schatz. Es geht darum, dass der Hausmeister aufwacht. Denn auch er war früher ein kleiner Junge, der mit dem Ball spielen wollte. Genau das sagst du ihm mitten ins Gesicht!«

Noch mochte Philipp mir nicht folgen. »Ist es denn nicht falsch, so etwas zu tun?«, fragte er unsicher. »Manchmal muss man falsche Dinge tun, damit andere sehen, was das Richtige ist«, erklärte ich. Meine Strategie ging auf. Philipp schoss seinen Ball in das Fenster, das klirrend zerbrach, und daraufhin entbrannte ein wütender Streit mit dem Hausmeister. Er endete damit, dass die Jungen fortan einen Platz zum Spielen bekamen.

Doch solche Momente des Aufbegehrens wurden immer seltener. Resigniert fügte ich mich in meine Rolle und versuchte, Robbi zu helfen und zu beschützen. Vierundzwanzig Stunden am Tag war ich für ihn da und gab mich für ihn auf. Geduldig ertrug ich seine Ängste, seine Panik. Immer musste ich um ihn sein, nicht einmal zur Toilette durfte ich alleine gehen. Hilflos hing er an mir und folgte mir wie ein kleiner Hund durchs Haus. Bald hatte ich jede Orientierung verloren. Und mehr noch: Ich verlor meine Identität. Robbi radierte mich einfach aus. Ich wusste nicht mehr, wann ich Geburtstag hatte, ich spürte nicht mehr, wer ich war und was ich vom Leben wollte. So wurde ich seine Krankenschwester, seine Leidensgefährtin, seine Gefangene, sein Opfer. Die Lage war so hoffnungslos, dass mich aller Lebensmut verließ. Immer häufiger spielte ich mit dem Gedanken, dem ganzen Wahnsinn ein Ende zu setzen. Wenn ich nachts wach lag, entkräftet und übermüdet, schien alles möglich – mich umzubringen, Robbi umzubringen. Aber was wäre dann aus Philipp geworden? Also begann ich einen langen, zähen Krieg gegen mich selbst: Ich wurde magersüchtig. Bis zu sechzehn Mal am Tag übergab ich mich, bis ich kaum noch Nahrung bei mir behalten konnte, nicht einmal einen Apfel. Hunger hatte ich immer seltener. Die Sorge um unsere Zukunft unterdrückte jeden Appetit. Mein

Körper rebellierte, ich verlor an Gewicht, es war, als ob ich ausgelöscht würde.

Bald konnte jeder sehen, dass etwas nicht mit mir stimmte. Ich war bleich und ausgezehrt, meine Wangen wurden hohl, und ich bestand nur noch aus Haut und Knochen. Mein ausgemergelter Körper war ein einziger Hilferuf. Doch niemand wollte den Aufschrei meiner gequälten Seele hören. Robbi nahm mich ohnehin nicht zur Kenntnis, dafür kreiste er viel zu sehr um sich selbst. Auch meine Mutter wollte nicht wahrhaben, wie es um mich stand. Manchmal schlich ich mit Philipp zu ihr, in der Hoffnung auf einen Menschen, der mir zuhörte. Meist kehrte ich enttäuscht nach Hause zurück. Stets war meine Mutter belagert von Mann, Kindern und Enkelkindern, und es schien, als hätte sie für meine Probleme keine Zeit und kein Verständnis. Dabei wollte ich endlich ihre Aufmerksamkeit und ihr Mitgefühl, wollte, dass sie meine Schwäche erkannte und mich in ihre Arme nahm.

Ich erinnere mich noch an jenen kalten Februartag, als ich meine Familie nach langer Zeit in Leverkusen besuchte. Mein Zustand war beängstigend. Ich war völlig abgemagert und wog nur noch knapp vierzig Kilo bei einer Körpergröße von einem Meter siebzig. Meine Ehe war ein Trümmerhaufen, ich wusste nicht mehr ein noch aus. Jeden Moment konnte ich ins Bodenlose stürzen. Vor allem aber hatte ich keine Kraft mehr, für unseren Jungen zu sorgen. Philipp kam gerade in die Schule. Wie sollte er da draußen bestehen, während seine kleine Welt zu Hause zusammenbrach? Wie sollte er überleben mit einem Vater, der sich in seine Krankheit flüchtete, und einer Mutter, die immer mehr verfiel? Ich wusste es nicht.

Mit leerem Blick hockte ich mich an den Küchentisch. Zu meinem Erstaunen war das Haus an diesem Tag leer, weder mein Vater noch meine Geschwister ließen sich blicken.

Ich hatte meine Mutter ausnahmsweise einmal ganz für mich allein. Sie setzte sich zu mir, nahm meine Hand in die ihre und flehte mich an, mich Gott zuzuwenden.

»Mama, bitte lass mich mit deinem Gott in Ruhe«, entgegnete ich matt. »Wie soll ich an einen Gott glauben, wenn ich nicht mal an mich selbst glauben kann? Ich fühle nichts mehr in mir. Woher soll ich die Kraft nehmen, um nach etwas zu suchen, das so weit von mir entfernt ist?«

»Mein liebes Kind«, seufzte sie nur, streichelte zärtlich mein Haar und schaute mich mit unendlich traurigen Augen an.

Alles in mir krampfte sich zusammen. Meine Mutter leiden zu sehen, war für mich noch schwerer zu ertragen als mein eigener Kummer. Dennoch war ich aufgebracht. Wie konnte sie mir ausgerechnet jetzt mit ihrem Gott kommen, in einem Augenblick völliger Verzweiflung, in dem mir alles entglitt? Es klang wie Hohn in meinen Ohren. Ich wusste zwar, dass sie selbst ihre Stärke und ihr Mitgefühl aus dem Glauben schöpfte, doch für mich galt das nicht. Kein göttlicher Funke erhellte mein armseliges Leben, keine unerschütterliche Gottesgewissheit bot mir Halt.

Stumm betrachtete sie mich. Und sosehr sie auch mit mir litt, in ihrer wunderbaren Lebensklugheit spürte sie offenbar, dass es Hoffnung gab, ja, dass ich diese schreckliche Erfahrung brauchte, um zu mir selbst zu finden. Deshalb tat sie etwas, was sie noch nie vorher getan hatte: Sie offenbarte mir ihre schlimmste Wunde, den größten Schmerz ihres Lebens.

DER SAME WIRD GELEGT

»Weißt du, mein Schatz«, sagte sie, während ihr Blick abschweifte, als schaue sie weit zurück in die Vergangenheit, »wir waren damals jung verheiratet. Deine ältere Schwester

Katharina war unser erstes Kind. Gerade waren wir nach Tadschikistan gekommen, bettelarm, mit nichts als dem, was wir am Leib trugen. Wir hatten kaum zu essen und wussten nicht, wie es weitergehen sollte. Dann wurde auch noch dein Vater mit einer akuten Blinddarmentzündung ins Krankenhaus eingeliefert, in dem ich schwer krank und geschwächt durch die Niederkunft lag.«

Wieder hielt sie inne. Dann drückte sie meine Hand. »Die größte Sorge aber bereitete mir unser Neugeborenes. Katharina war gleich nach der Geburt auf die Kinderstation gekommen. Ich konnte sie nicht stillen, weil meine Brust so sehr entzündet war, dass sie blutete. Katharina bekam immer stärkeren Durchfall und behielt keine Nahrung bei sich. Sie drohte zu verhungern, denn es gab damals in den Sechzigerjahren in Tadschikistan keine Medikamente, um das Überleben eines kranken Neugeborenen zu sichern. So war das langsame Sterben unseres Kindes vorherbestimmt. Ich lag schon seit einundzwanzig Tagen mit ihr im Krankenhaus, ein langer Flur trennte uns voneinander, trennte mich von meinem sterbenden Kind.«

Ich unterdrückte ein Schluchzen, während mir das furchtbare Elend vor Augen stand, das meine Mutter damals hatte ertragen müssen, allein, ohne ihren Mann. »In der Nacht des einundzwanzigsten Juli«, erzählte meine Mutter mit gedämpfter Stimme weiter, »hörte ich im Schlaf ganz deutlich, wie mein Name gerufen wurde. ›Magdalena, Magdalena!‹, schallte es durch den dunklen Raum, bis tief in mein Herz hinein. Ich erschrak und öffnete die Augen. War Klause-Mutter gekommen, um mich zu besuchen? Doch es war niemand im Zimmer. Mein Körper wurde schwer wie Blei, und ich setzte mich auf, um wacher zu werden. Da hörte ich, wie mein Name ein zweites Mal gerufen wurde. Der Schmerz war unbeschreiblich. Ich spüre ihn bis zum heutigen Tag in meinem Körper und meiner Seele. Es war ein Schmerz, der mich betäubte. Selbst wenn man in solch einem Moment das ganze Universum erfassen könnte, so bliebe man angesichts der ungeheuren Wucht dieser Empfindung doch blind und taub dafür.«

In mein Mitgefühl mischte sich grenzenloses Staunen. Was waren das für Worte, was für Gedanken? Warum hatte ich nie gesehen, wie empfindsam und weise meine Mutter war? Wie hatte ich mich so in ihr täuschen können? Innerlich bebend fragte ich sie nach der Stimme, die sie gehört hatte.

»Die Stimme, die mich aus dem Schlaf gerissen hatte, war sanft und hatte dennoch etwas zutiefst Bedrohliches. Sie forderte mich auf, aufzustehen und sofort zu meinem Kind zu laufen. Noch ganz benommen von dem seltsamen Geschehen, schlug ich die Bettdecke zurück und rannte mit nackten Füßen auf den Flur. Am Ende des langen Ganges, vor der Tür zu Katharinas Zimmer, stand eine Frau. Sie trug ein blaues Gewand mit einer goldenen Borte. Mein ganzer Körper zitterte, und auf einmal wusste ich, welcher Ruf mich geweckt hatte. Ich fühlte mein Herz bluten. So schnell ich konnte, lief ich zu meinem Kind, das in diesem Augenblick beschlossen hatte, für immer von uns zu gehen. Als ich in das Zimmer kam, hielt Großmutter mein sterbendes Kind in ihren Armen.«

Ich war zutiefst erschüttert. Ich kannte zwar die Geschichte von meiner verstorbenen Schwester Katharina, aber in dieser Tragik hatte ich sie nie gehört. Wie hatte meine Mutter diesen Schmerz überlebt? Wie hatte sie diese Katastrophe überwunden? Sie war damals gerade mal zwanzig Jahre alt gewesen.

»Das Schicksal fordert dich auf, deine Bürde zu tragen«, sagte sie mit seltsam klarer und fester Stimme, »ob du willst oder nicht. Du kannst dich nicht für immer dem Leben verschließen und in deinem Selbstmitleid erstarren. Wenn du den anderen die Schuld gibst, würde sich der Groll wie Rost in deine Seele fressen. Es gibt noch einen anderen Weg: dass du an deinem Schmerz wächst. Und immer, wenn er wiederkehrt, wird er dich daran erinnern, dass du dich aus seinen Fängen befreien musst, um dich selbst zu erkennen.«

Sie schaute mich mit Tränen in den Augen an, und auch ich weinte. Dennoch wirkte sie unerklärlich stark, als sie sagte: »Als du geboren wurdest und ich dich zum ersten Mal anschaute, sah ich unsere Katharina in dir. Ja, du sahst genauso aus wie sie, mein Herz. Ohne die Kraft Gottes hätte ich diesen Schmerz niemals tragen und daran wachsen können.« Fast schämte ich mich, dass ich anfangs so abweisend reagiert hatte, als sie von Gott gesprochen hatte. Der Glaube meiner Mutter war kein Lippenbekenntnis, sondern innigste, gelebte Erfahrung, das wurde mir in diesem Augenblick bewusst. Sie war durch die Hölle gegangen und hatte Trost gefunden – deshalb zog sie mich ins Vertrauen. Deshalb hatte sie mir ihren größten Schmerz anvertraut.

»Wie ging es weiter?«, fragte ich erschüttert. »Als ich aus dem Krankenhaus entlassen wurde, nahm mich Klause-Mutter zu sich, um meine körperlichen und seelischen Wunden zu versorgen. Sie legte mir täglich Kompressen auf und pflegte mich mit ihrer unendlichen Liebe und ihren Gebeten. Diese Gebete berührten mich bis in den letzten Winkel meiner trauernden Seele. Durch sie lernte ich die Kraft und die Liebe Gottes kennen. Ich begriff, dass ich mich niemals von dieser großen, heiligen Kraft abwenden durfte, denn nur mit ihr vermochte ich Schweres zu tragen. Seit dieser Zeit hüte ich die umfassende Liebe Gottes in mir. Diese Liebe gab mir immer wieder Hoffnung und Kraft, mein Leben zu leben.«

Während ich ihr zuhörte, erwachte aufs Neue mein Widerspruchsgeist. Wer war dieser Gott? Und wenn es ihn wirklich gab, warum zeigte er sich mir nicht? Wie hatte er meiner Mutter helfen können, obwohl man ihn nicht sehen, nicht riechen, nicht berühren konnte? Unwillig löste ich meine Hand aus der ihren. »Nein«, widersprach ich leise, »ich brauche keinen unsichtbaren Gott, der irgendwo umherschwebt. Ich brauche dringend Arbeit und Geld, und ich muss gesund werden. Ich will diesen Gott nicht, der nur darauf wartet, dass ich mich schuldig fühle, und mich dann, wie im Märchen, aus meiner misslichen Lage befreit!«

Mittlerweile weinte ich vor Verzweiflung. Sosehr meine Mutter mir auch leidtat, sosehr mich ihre Geschichte über Katharina auch anrührte, gefangen in meiner eigenen Dunkelheit war ich nicht bereit, ihre Botschaft zu verstehen. Sie jedoch schien nicht im Mindesten verärgert oder verletzt über meine brüske Reaktion zu sein. Offenbar akzeptierte sie meine Zweifel. Vielleicht hatte sie nach Katharinas Tod genauso gezweifelt wie ich jetzt. Und deshalb zeigte sie weder Unmut noch Enttäuschung darüber, dass ich nichts vom Glauben wissen wollte. Stattdessen sagte sie: »Du findest Gott, wenn du alles, was du tust, für Gott tust. Das gebe ich dir heute mit: Sage in jeder Situation deines Lebens: ›Vater, aus Liebe zu dir.‹ Dann wird Gott in dein Herz einziehen. Und dann wirst du zur rechten Zeit dem Menschen begegnen, der dir weiterhilft. Hab nur Geduld.«

Geduld, dachte ich bitter, habe ich etwa nicht genug Geduld bewiesen? Acht Jahre ertrug ich schon eine unheilvolle Ehe, acht lange Jahre, die mich unaufhaltsam in einen Abgrund rissen. Sah meine Mutter denn nicht, wie schlecht es mir ging? Andererseits hatte sie mir ihre schmerzvollste Geschichte preisgegeben, im festen Glauben, dass sie mir einen Ausweg zeigen konnte. Würde er kommen, der rettende Wendepunkt? War es wirklich so, dass ich durch den Schatten wandern musste, um ans Licht zu gelangen? Sicher war ich nicht. Meine Mutter hatte mir eine Tür geöffnet, aber hindurchgehen mochte ich noch nicht.

Als ich mich von ihr verabschiedete, umarmten wir uns. Ich wusste, dass es ein Abschied für lange Zeit sein würde. So schwer es mir auch fiel, ich brauchte Abstand, um mich selbst zu finden, das spürte ich ganz deutlich – tragischerweise in dem Moment, in dem ich meiner Mutter zum ersten Mal wirklich nahe war. Wie hatte ich mich danach gesehnt, so innig mit ihr verbunden zu sein, von Herz zu Herz, von Seele zu Seele mit ihr zu sprechen. An diesem Tag hatte sie mir gezeigt, was Mutterschaft bedeutet.

Doch mein Weg war noch nicht zu Ende. Ich musste tiefer fallen, so tief, bis ich am Boden ankam und erkannte, wer ich wirklich war. Alles hat seine Zeit, heißt es in der Bibel. So verschloss ich die Geschichte meiner Mutter in meinem Herzen und dachte nicht mehr weiter darüber nach. Es war noch zu früh. Aber das Samenkorn ihrer Worte war auf fruchtbaren Boden gefallen, um eines Tages zu wachsen und zu blühen.

VERRATEN UND VERKAUFT

In den folgenden Wochen verschlimmerte sich meine Situation dramatisch. Robbi entwickelte immer hemmungslosere Besitzansprüche, während Philipp beängstigend still wurde und ich nur noch wie eine Fremde durch das Haus schlich. Es war, als hätte ein Parasit mich befallen, der mich von innen heraus langsam auffraß. Und war es nicht genau so? Ja, Robbi beanspruchte all meine Energie, meine Liebe und meine Gefühle für sich, um selbst zu gesunden. Ich hatte geglaubt, einen gleichwertigen Partner gefunden zu haben, mit dem ich etwas aufbauen konnte, aber in Wahrheit hing nun alles an mir.

Je schlechter es mir ging, desto stärker wurde er. Als er schließlich spürte, dass ich ihm nichts mehr geben konnte, wandte er sich von mir ab. »Bitte, bitte, hilf mir«, bat ich ihn eines Morgens, weil ich zu schwach war, um überhaupt aufzustehen. Aber er schaute mich nur verständnislos an. Während sich mein Zustand rapide verschlechterte, verließ er zum ersten Mal wieder das Haus. Er fuhr Motorrad, traf sich mit seinen alten Bekannten und wurde von Tag zu Tag kräftiger. Fröhlich pfeifend kam er von seinen Ausflügen zurück, mit einer verdächtig guten Laune, die mich stutzig machte. Durch einen Zufall erfuhr ich, dass er seine Ausflüge immer häufiger mit einer Frau unternahm. Sie war die Mutter eines von Philipps Spielkameraden, und sie war in jener Zeit meine einzige Bekannte. Ich hatte mich ihr ein wenig angenähert – und ausgerechnet sie war es nun, mit der Robbi seine Zeit verbrachte?

Als ich begriff, dass ich hintergangen wurde, wurde mir der Boden unter den Füßen weggerissen. Zu entsetzlich war das, was ich sah: ihn, der mich jahrelang terrorisiert hatte, und sie, zu der ich gerade Vertrauen gefasst hatte. Vor meinen Augen drehte sich alles. Dann brach ich zusammen.

Wüstenmädchen

Fühlte mich tot, mein Herz glich einer Wüste,
kein Leben mehr in mir.
Der Schmerz meiner Seele brannte alles nieder.
Verbrannt, vertrocknet, verdorrt war jedes Gefühl.
Ich schrie, ich weinte, und die salzigen Tränen
brannten sich noch tiefer in meine Seele.
Doch Gott ließ mich nicht allein,
Er weinte mit mir viele Tränen – Tränen der
göttlichen Liebe.
Ein weiterer Schmerz, noch tiefer und noch leidvoller,
durchbrach die Mauer meiner Angst,
und all die geweinten Tränen waren jetzt Nahrung
für das neue Leben.
Jetzt begriff ich, dass die Angst mein Herz
gefangen hielt.
Wie eine Faust umklammerte sie meine Seele und
ließ sie nicht wachsen.
Immer, wenn ich bereit war, einen Schritt nach
vorn zu gehen, bremste mich ein falsches, aber
vertrautes Gefühl, die Angst.
Ich spürte, dass ich hindurch musste durch jede
Facette von Hass, Neid, Eifersucht, Macht und Gier.
Ich wollte mich befreien, denn ich wusste:
Nur so kann ich meiner Seele und meiner wahren
Bestimmung begegnen.
Nicht stehen bleiben – weiter, weitergehen zum Licht.
Augenblicklich lösten sich alle Ängste und Zweifel.
Ein tiefer Friede kehrte in mir ein.
Mir ist bewusst, dass mir in meinem Leben noch
einige Wüstentage bevorstehen.

Macht nichts, denn ich bin ein Wüstenmädchen
und ich habe keine Angst mehr.
Nun weiß ich, dass Gott bei mir ist und mich nie
allein lässt.
Möchte voller Dankbarkeit den Frieden und die
Liebe in der Welt vermehren.
Mut machen, an das Gute zu glauben. Mut machen,
der eigenen Angst zu begegnen, um sich aus
den Fängen all dieser falschen und quälenden
Eigenschaften und Gedanken zu befreien.

Teresa Schuhl

5. Kapitel

AM NULLPUNKT: RETTUNG UND VERWANDLUNG IN TODESGEFAHR

Ein Arzt beugt sich über mich. Ich kann ihn nur undeutlich erkennen, ein verschwommenes Gesicht über einem weißen Kittel. Wie aus weiter Ferne höre ich seine Stimme: »Mein Name ist Doktor König. Können Sie mich hören?« Ich bin zu schwach, um zu antworten. Ein Krankenwagen hat mich mit Blaulicht in die Klinik gebracht. Ich wiege nur noch achtunddreißig Kilo, seit Tagen habe ich weder gegessen noch getrunken. »Nierenversagen«, sagt das Gesicht. »Dehydrierung, Unterernährung. So, wie es jetzt aussieht, gebe ich ihr keine vier Wochen mehr.«

Als hätte ich auf diese vernichtende Botschaft nur gewartet, lasse ich alles los: meinen Mann, mein Kind, meine Verantwortung, meinen Willen. Der Gedanke an den Tod schreckt mich nicht. Zu erleichtert bin ich, dass endlich alles vorbei ist: der ewige Kampf um Robbi, die quälende Angst, die täglichen Katastrophen. Was nun mit mir passieren wird, ist mir völlig egal. Meine Kraft ist aufgebraucht. Ich kann nichts mehr tun und überlasse mein Schicksal den Ärzten oder jeder anderen Macht, die mich auffängt, und sei es der Tod. »Freiheit« ist mein letzter Gedanke, dann verliere ich das Bewusstsein.

Was anschließend geschieht, weiß ich bis heute nicht. Im April 1992 wurde ich in die Bonner Uni-Klinik eingeliefert, erst zwei Wochen später setzt meine Erinnerung wieder ein.

Dazwischen liegt nichts, einfach nur nichts. Kein Gefühl, keine Erinnerung. Es ist eine zarte Berührung, die mich erwachen lässt. Ich schlage die Augen auf und sehe Philipp an meinem Bett sitzen. Ja, es ist Philipp, mein lieber Sohn, wieder und wieder küsst er meine Hand. Es ist nur ein Hauch, den ich auf dem Handrücken spüre. »Mama!«, flüstert er beschwörend. »Mama, ich bin es, bitte geh nicht.«

Nur die Liebe

Nur die Liebe ist es,
welche die Traurigkeit aus dem Herzen vertreibt
und uns wieder zum Leben erweckt.

Teresa Schuhl

Von einem Moment auf den anderen bin ich hellwach. Philipps flehende Worte und der Hauch seines Atems auf meiner Haut holen mich aus einer anderen Welt zurück. Mit seiner unbeirrbaren kindlichen Liebe zieht er mich aus dem Dunkel, das mich umfangen hält, und führt mich zurück ins Leben. Ich atme tief ein, bis meine Lungen schmerzen. Ja, ich will leben! Gerührt sehe ich mein Kind an, seine strahlend blauen Augen, sein zartes Lächeln. Philipp hat die Mauern eingerissen, hinter denen ich begraben war. Er hat mich gerettet. Tränenüberströmt nehme ich ihn in meine Arme.

Erst jetzt wird mir das ganze Ausmaß der Tragödie bewusst. Wie konnte es nur geschehen, dass der mächtigste aller Instinkte, die Mutterliebe, in mir abgetötet wurde? Wie konnte es so weit kommen, dass ich mein Leben aufgeben wollte und damit auch ihn, meinen geliebten Sohn? In diesem Augenblick fasse ich einen Entschluss: Nie wieder werde ich dazu bereit sein, mein kostbares Leben wegzuwerfen. Nie wieder werde ich ein Opfer sein. Niemals mehr wird ein Mensch so viel Macht über mich erhalten, dass ich mich selbst aufgebe. Immer wieder schaue ich Philipp an und kann mich gar nicht sattsehen an ihm. Heute bin ich zum zweiten Mal Mutter geworden.

Von nun an geht es langsam aufwärts. Einige Tage noch muss ich künstlich ernährt werden, dann verlegt man mich von der Intensivstation in ein Dreibettzimmer. Noch immer bin ich sehr schwach. Unter großen Anstrengungen hebe ich meinen Kopf und nehme das karge Krankenhauszimmer in Augenschein: die weißen Wände, eine offene Terrassentür, vor der sich die Gardine im Wind bewegt. Als Nächstes fällt mir die Frau auf, die im Bett neben mir liegt. Sie wirkt wie ein gehetztes Tier, das seit Langem auf der Flucht ist. Wie alt mag sie sein? Fünfzig vielleicht, ich kann sie schwer einschätzen. Unsere Blicke begegnen sich flüchtig, dann wenden wir uns scheu voneinander ab. Kein Wort fällt. Es fehlt uns einfach die Kraft, Kontakt miteinander aufzunehmen. Schwer sinkt mein Kopf zurück auf das Kissen.

Nach einer Weile betritt eine weitere Patientin das Zimmer. Mit ihrem Mann und ihrem Kind kehrt sie von einem Spaziergang im Park der Klinik zurück. Auf den ersten Blick sehe ich, dass sie eine Leidensgenossin ist. Ihre Bewegungen sind unsicher, sie ist abgemagert bis auf die Knochen. Von den Schwestern erfahre ich später, dass die beiden anderen Patientinnen Dorothea und Regine heißen. Wir sprechen kaum miteinander, zu erschöpft sind wir von dem, was uns hierhergebracht hat. Jeder geht seinen eigenen Gedanken nach, froh, endlich in Ruhe gelassen zu werden. Meist liegen wir apathisch in unseren Betten und starren an die Decke. Die Stille tut mir gut, niemand bedrängt mich, niemand fordert etwas von mir.

In jenen Tagen begann eine neue Phase meines Lebens. Es war höchste Zeit, mir Klarheit über mich zu verschaffen. Immer wieder kreisten meine Überlegungen um die Frage, warum ich den Zugang zu meinen Gefühlen verloren hatte. Alles war mir gleichgültig gewesen, sogar das Schicksal meines Kindes. Diese Erkenntnis war so grauenvoll, dass ich sie mir kaum einzugestehen wagte. Doch es war die blanke, hässliche Wahrheit, der ich mich stellen musste.

Eines wusste ich ganz genau: Meine Beziehung zu Robbi war unwiderruflich vorbei. Ich hatte ihn ertragen und erduldet, bis ich fast daran zugrundegegangen war. War die Bestimmung, die uns zueinandergeführt hatte, das gemeinsame Kind gewesen? Philipp, mein rettender Engel? Vieles sprach dafür. Nun durfte ich Robbi aus meinem Leben entlassen und stand gleichsam nackt da, am Nullpunkt der Gefühle, ohne materielle Sicherheit, ohne Existenz. Diese Nacktheit machte mir Angst, ich empfand sie aber auch als Geschenk. Endlich konnte ich mir mein Leben selbst gestalten.

Wie eine vergessene Melodie drangen die Worte meiner Mutter in mein Bewusstsein: Hatte sie nicht gesagt, dass man am Schmerz wachsen kann? Dass wir erst im Dunklen erkennen, was das Licht bedeutet? Damals in der Küche hatte ich diese Sätze achtlos beiseitegeschoben. Jetzt endlich war ich dazu bereit, meinen Lebensweg aus diesem neuen Blickwinkel zu betrachten. Oft lag ich nachts wach und stellte mir die immer gleichen Fragen: Wenn meine Ehe mit Robbi mich reifen lassen sollte, was sollte ich dann daraus lernen? Welche Lektion sollte mir erteilt werden?

DIE KRAFT DER DEMUT

Ganz neue Gedanken kamen mir in den Sinn. Viele Jahre lang war ich Robbi ausgeliefert gewesen, bis er mich einfach weggeworfen hatte. Es hätte genug Gründe gegeben, ihn von ganzem Herzen zu hassen. Doch ich spürte, dass ich nur weiterleben konnte, wenn ich meinen Frieden mit ihm machte. Offenbar sollte er mich lehren, was Vergebung bedeutet. Staunend begriff ich, dass Robbi mich nicht zerstört, sondern letztlich positiv verändert hatte. Durch ihn hatte ich gelernt, zu dienen und mich in Geduld zu üben, genau das, was das Wüstenmädchen in mir immer abgelehnt hatte. Niemand anderes als er hatte mein falsches Ich in seine Schranken verwiesen. Auf einmal verstand ich die kostbare Kraft der Demut. Vor allem aber erkannte ich, dass die, die uns am schlimmsten verletzen, uns am meisten weiterbringen.

Eine ganz andere Teresa war es, die da vor meinem inneren Auge Gestalt annahm. Es war nicht mehr die starke, unbeugsame junge Frau, die allen die Stirn bot und stets kampfbereit war. So hatte ich mich nur sehen wollen. Hinter der wehrhaften Maske jedoch hatten sich unausgesprochene

Widersprüche verborgen, die ich mir nun zum ersten Mal eingestand. Waren Robbis Verletzungen nicht das verzerrte Spiegelbild meiner eigenen Wunden? Schleppte ich nicht auch Ängste mit mir herum, denen ich mich nie gestellt hatte? War mein Selbstbild der unverwundbaren Heldin nicht die eigentliche Falle gewesen, in die ich getappt war?

Je länger ich mich mit diesen Überlegungen beschäftigte, desto klarer wurde mir: Robbi war der dunkle Schatten, den ich gebraucht hatte, um die Schatten meiner eigenen Vergangenheit zu erkennen. Nur die tiefste Verzweiflung bis zur Selbstauslöschung konnte mir den Weg ebnen, um mich von meinen alten Fesseln zu befreien. Die Kraft der Zerstörung, auch das erkannte ich, trägt in sich die Kraft für den Neubeginn. Ich hatte einmal von der indischen Göttin Kali gelesen. Sie ist die weibliche Göttin des Todes und der Zerstörung, aber auch der Erneuerung. Daher steht Kali zwar nach außen für Tod und Zerstörung, im Inneren jedoch ist sie liebevoll und fürsorglich. Sie löscht das aus, was die Menschen an ihrer Weiterentwicklung hindert. Und hatte ich nicht Ähnliches erlebt? Hatte Robbi in seinem Zerstörungsdrang nicht etwas Neues in mir aufgebaut?

Von nun an würde ich meinen Weg ganz allein finden, nahm ich mir vor. Ich durfte nur noch auf die Klugheit des Herzens hören und nicht mehr auf die Einflüsterungen jener, die mich nach ihren Vorstellungen formen wollten. Besuche meiner Eltern und meiner Geschwister lehnte ich deshalb konsequent ab. Wozu sollte ich mit ihnen reden? Sie hätten mich nicht verstanden. In unserer Familie sprach man ja nicht über Gefühle, und die traurigen und besorgten Augen meiner Verwandten hätte ich jetzt nicht ertragen.

Wir konnten zwar wunderbar zusammen feiern, aber wir waren unfähig, unser Leid miteinander zu teilen. Abgesehen von dem Gespräch mit meiner Mutter in der Küche war niemand dazu bereit gewesen, sich meiner anzunehmen. In all den Jahren, in denen ich sichtbar verfiel, hatte keiner von ihnen mich je gefragt, was mit mir los sei. Und wenn ich doch einmal von meinem Kummer erzählte, hieß es nur: »Kannst du nicht endlich Ruhe geben?« Sie fanden vielmehr, dass man gewisse Dinge eben ertragen müsse, und erwarteten, dass ich mich in mein Schicksal fügte. Verständnislos schauten sie mich an, wenn ich die Dinge beim Namen nannte, die immer unter den Teppich gekehrt worden waren: die vielen Konflikte und Probleme, die uns einander entfremdeten, das Fehlen von echtem Interesse füreinander. Nein, keine Besuche. Sie hätten mich nur wieder zurückgeworfen.

Philipps Besuche dagegen wirkten wie wärmende Sonnenstrahlen auf meiner frierenden Seele. Ich war heilfroh, dass seine Urgroßmutter Ami sich liebevoll und fürsorglich um meinen Sohn kümmerte. Er war dort gut aufgehoben, dennoch machte ich mir Sorgen um ihn. Wie würde er die freudlosen Jahre seiner Kindheit verkraften? Wie würde er damit zurechtkommen, dass er seine Eltern jahrelang in tiefster Depression und Hoffnungslosigkeit erleben musste? Es erschien mir wie ein Wunder, dass unsere enge Bindung alle Widrigkeiten überstanden hatte, und ich empfand große Dankbarkeit und Erleichterung darüber. Philipp hielt mich am Leben, er hauchte mir täglich neuen Atem ein. Er war mein Engel, für den ich alles tat, um so rasch wie möglich gesund zu werden.

Robbi dagegen ließ sich nicht blicken. Man hatte mir erzählt, dass es ihm wieder blendend ginge. An Philipp und mich verschwendete er keinen Gedanken, geschweige denn Geld. Nicht ein einziges Mal hatte er sich nach mir erkundigt. Dass bereits mehrere Prozesse gegen ihn liefen, hinderte ihn nicht daran, sich immer neue Listen auszudenken, um seinen verschwenderischen Lebensstil aufrechtzuerhalten. Er lebte offenbar wie ein Fürst. Woher er das Geld dazu nahm, war allen ein Rätsel, nur für meine Mutter lag der Fall klar: »Dar hot da Teifel im Leib«, hatte sie mich schon früh in ihrem unnachahmlichen schwäbischen Dialekt gewarnt.

Inzwischen hatte er sich mit einer Speditionsfirma selbstständig gemacht. Robbi war nicht nur ein Charmeur, er war auch ein perfekter Blender. Er hätte in der Wüste Sand verkaufen können, wie man so schön sagt. Eine der schlimmsten Geschichten, die ich über ihn gehört hatte, war sein Auftritt in einem Möbelhaus. Er hatte mal wieder Lust auf etwas Neues gehabt und war einfach in das teuerste Möbelhaus der Stadt spaziert. Dort suchte er sich die exquisitesten Dinge aus und ließ Stühle, Tische und Sofas in einen seiner Lastwagen verladen, der vor dem Möbelhaus wartete. Dann verschwand er auf Nimmerwiedersehen. Niemand hatte gewagt, ihn nach der Bezahlung zu fragen. Ein Lächeln genügte, und schon gab man ihm bereitwillig alles, was er verlangte. Dass der Verkäufer daraufhin entlassen wurde, hatte ihm nur ein Grinsen entlockt.

Aber das alles war weit weg. Tage vergingen, und in der Eintönigkeit des Klinikalltags gab es nichts, was meine Gedanken störte. Allmählich ordnete sich das Chaos in meinem Kopf, und ich wagte wieder, über die ersten Schritte in eine Normalität nachzudenken. Nach einigen Wochen durfte ich das Krankenhaus für ein paar Stunden verlassen, um Philipp zu Hause zu besuchen. Doch die Rückkehr in das Haus, das mein Gefängnis gewesen war, belastete mich mehr, als ich erwartet hatte. Sosehr ich mich auch freute, Philipp in seiner gewohnten Umgebung anzutreffen, so übermächtig kamen die unheilvollen Erinnerungen zurück. Nachdem ich eine Weile mit ihm gespielt hatte, flüchtete ich in den Garten und setzte mich unter einen Baum. Meine Gefühle übermannten mich, und jetzt kamen die Tränen, so heftig, dass ich sie nicht mehr herunterschlucken konnte.

ENDLICH EIN VERTRAUTER: KLAUS

Plötzlich hörte ich jemanden rufen. Ich schrak zusammen. Am liebsten wäre ich weggelaufen. Niemand sollte mich so sehen, das Häufchen Elend, das verweint an einem Baum lehnte. Doch es war zu spät. Schon schlenderte unser Nachbar Klaus in den Garten und kam direkt auf mich zu. »Hast du mein Klingeln nicht gehört?«, fragte er. »Wo ist Robbi?«

Verlegen setzte ich eine Sonnenbrille auf, um meine Tränen zu verbergen. »Hallo, Klaus«, begrüßte ich ihn, bemüht, meiner Stimme einen neutralen Klang zu geben. Vergeblich. Es klang wie ein Schluchzen. »Hier«, sagte er und streckte mir einen Zettel hin, »das ist die Adresse des *Ducati*-Händlers, die Robbi haben wollte.« Eilig ergriff ich den Zettel, in der Hoffnung, dass der ungebetene Gast schleunigst wieder verschwinden würde. Stattdessen setzte sich Klaus zu mir ins Gras. »Dir geht's schlecht, was, Lady?« Ich unterdrückte ein neuerliches Schluchzen. »Wenn du zu Robbi willst, komm später wieder«, erklärte ich abweisend. »Er ist nicht da.«

Längst hatte ich verlernt, mich jemandem anzuvertrauen, und ausgerechnet einem Freund von Robbi wollte ich mich auf keinen Fall offenbaren. Doch Klaus ließ sich nicht so leicht täuschen. Mit einem Blick durchschaute er meine gespielte Gelassenheit. »Du brauchst Hilfe«, sagte er leise, »und zwar dringend. Sieht Robbi denn nicht, dass du völlig am Ende bist?« Seine Worte wirkten erlösend, und nun brachen meine Trauer und meine Verzweiflung ungehindert aus mir heraus. »Robbi?«, erwiderte ich bitter. »Der sieht doch nur sich selbst.«

Klaus war verblüfft, dass ich so hart auf seine Frage reagierte. Ich gestand ihm nun, durch welche Höllen ich mit Robbi gegangen war. Alle Qualen, alle Verletzungen konnte ich plötzlich aussprechen, mein ganzes bisheriges Leben breitete ich vor Klaus aus. Zum ersten Mal, seit ich in Deutschland war, redete ich über Tadschikistan, über das Wüstenmädchen, über meine Sehnsucht und meinen Kummer – und über den Selbstbetrug, der mich fast das Leben gekostet hatte. Meine Intuition sagte mir, dass diese Dinge bei ihm in guten Händen waren.

Es wurde ein langer Nachmittag. Ich erfuhr, dass Klaus als Journalist für die *Medical Tribune* arbeitete. Er verbrachte viel Zeit mit ausgefallenen Hobbys wie Fallschirmspringen, Surfen, Snowboarden und Motorradfahren. Dennoch besaß er ein feines Gespür für Menschen. Seine Mutter Margarethe hatte es in ihm geweckt. Ich kannte sie flüchtig, sie war Ärztin und ein ausgesprochen spiritueller Mensch. Eine ihrer engsten Freundinnen war als erste Frau überhaupt in einem japanischen Kloster im Zen unterwiesen worden, und so gehörten Gespräche über den Sinn des Lebens und die Bedürfnisse der Seele ganz selbstverständlich dazu. Auf diese Weise war Klaus äußerst sensibel für Stimmungen und Zwischentöne geworden.

Schließlich war es an der Zeit, in die Klinik zurückzukehren. Mit einem gewissen Bedauern stand ich auf. Nach langer Zeit hatte ich mich erstmals nicht mehr allein gefühlt. Klaus schien zu spüren, was ich dachte. »Ich werde jeden Tag kommen, wenn du willst«, sagte er so selbstverständlich, als seien wir bereits seit Jahren Freunde. Er hielt Wort. Jeden Tag um halb fünf hörte ich nun den röhrenden Klang seiner *Ducati* unter meinem Fenster, dann kam er auch schon zur Tür herein, und wir unterhielten uns bis zum Abend über Gott und die Welt.

Bald schon berührten die Gespräche die zentralen Fragen, die mich beschäftigten: Was ist der Sinn des Ganzen? Warum müssen wir so viel Leid durchmachen? Warum erwacht in uns eine besondere Kraft, wenn wir durch schwierige Phasen gehen? Immer näher gelangten wir an die

Schmerzpunkte meiner Existenz, und ich dachte: Endlich spricht ein Mensch die Dinge an, die mich wirklich interessieren. So wurde Klaus zu einem festen Halt für mich. Behutsam begleitete er das Erwachen des neuen Bewusstseins, das sich langsam in mir formte. Eine innige Freundschaft entwickelte sich zwischen uns. Manchmal kam es mir so vor, als könnte er einer der Menschen sein, von denen meine Mutter gesprochen hatte. »Du wirst zur rechten Zeit dem Menschen begegnen, der dir weiterhilft«, hatte sie gesagt. Sie hatte auch erwähnt, dass zugleich Gott in mein Herz einziehen würde, doch dieser ferne Gott war mir immer noch so fremd wie zuvor.

Nutze es nicht nur für dich selbst

Viele Dinge kann der Mensch selbst entscheiden,
doch die wichtigsten Dinge entscheidet Gott.

Magdalena Gradt

Es ist später Abend, als Nachtschwester Ajama in unser Zimmer kommt, um nach dem Rechten zu sehen. Sie ist eine kleine, lustige Inderin, und ich mag sie wegen ihrer Fröhlichkeit und ihres exotischen Dialekts. Doch heute kann ich Ajamas Lachen nicht erwidern. Sie stört mich sogar, denn eine seltsame Unruhe hat mich befallen. Unwillig ziehe ich die Decke über den Kopf und drehe mein Gesicht zur Wand. Erst als sie das Zimmer verlässt, lässt die Anspannung ein wenig nach. Was ist nur los? Woher kommt diese Unruhe?

Aus dem Augenwinkel sehe ich plötzlich, dass Dorothea wie versteinert auf ihrem Bett hockt. Starr vor Schreck umklammert sie ihre Knie und starrt mit weit aufgerissenen Augen zur Terrassentür. Das Blut schießt mir in den Kopf, und ich rufe: »Dorothea, was ist los, was hast du?« Ihr Gesicht ist totenbleich. In höchster Panik schreit sie: »Sie ist da, sie ist wieder da!« Ihr ausgestreckter Arm zeigt auf die Terrassentür, unverwandt schaut sie dorthin und drückt sich angstvoll gegen die Wand, als ob sie Schutz suchen müsste vor jemandem, der ihr Leben bedroht.

Regine und ich schauen uns erschrocken an. Wir verstehen nicht, vor wem Dorothea sich fürchtet. Alarmiert setze ich mich auf und sage: »Keine Angst, Dorothea, hier ist niemand, nur Regine und ich.« Dennoch schaue auch ich unwillkürlich zur Terrassentür. Und dann sehe ich, was Dorothea dermaßen aus der Fassung gebracht hat: Wie aus dem Nichts ist eine ältere Frau in einem langen grauen Rock und einer dunkelrosa Bluse erschienen. Ihre wütenden Augen jagen mir einen tiefen Schreck ein. Wer ist diese unheimliche Frau? Und was hat sie hier zu suchen?

Während ich meine Angst niederkämpfe, rufe ich wieder: »Keine Sorge, Dorothea, hier ist niemand, wir sind allein.« Doch wir sind nicht allein. Ja, sie ist da, diese Frau, sie existiert, obwohl es vollkommen unwahrscheinlich ist, dass irgendjemand nachts um halb elf in unser Zimmer eindringen will. Wie von unsichtbaren Kräften gezogen, stehe ich auf und gehe langsam auf die Gestalt zu. »Soll ich die Tür schließen, damit niemand hereinkommt?«, frage ich Dorothea. Mein Herz klopft bis zum Hals, meine Hände sind eiskalt, als ich die Tür verriegele und die Gardinen fest zuziehe. Wer ist diese Frau? Mein ganzer Körper zittert, als sei ich in Lebensgefahr. Ich traue mich nicht, der Gestalt den Rücken zuzukehren. So gehe ich langsam rückwärts zu meinem Bett, als etwas Furchtbares geschieht: Der Vorhang öffnet sich wieder, wie von Geisterhand. Regine kreischt laut auf: »Was passiert hier?«

Im Bruchteil einer Sekunde bin ich nicht mehr die Teresa, die ich einmal war und die ich nie wieder sein werde. Mit einem Mal fühle ich mich vollkommen sicher, als sei ich durch eine unsichtbare Rüstung geschützt. Völlig ruhig erkenne ich die Angst in den Augen der Frau, fühle ihren Schmerz und ihren Kummer. Das unheimliche Wesen, das dort an der Terrassentür steht, ist niemand anderes als die Mutter von Dorothea!

Schlagartig wird mir bewusst, dass die Toten niemals tot sind. Und dass sie wiederkommen müssen, wenn sie im Unfrieden von uns gegangen sind – um mit uns Frieden zu schließen. Aus ein paar Gesprächsfetzen weiß ich, dass Dorotheas Mutter vor dreizehn Jahren gestorben ist. Sie hatten ein schwieriges Verhältnis gehabt, bis sie sich schließlich heillos zerstritten und jeden Kontakt abgebrochen hatten. So tief war der Graben zwischen ihnen, dass Dorothea nicht einmal auf der Beerdigung gewesen war und sich auch später geweigert hatte, das Grab zu besuchen.

All das durchzuckt mich in Sekundenschnelle. Kristallklar erkenne ich jetzt den Zusammenhang zwischen Dorotheas Krankheit und ihrer Mutter. Seit deren Tod leidet Dorothea an Verfolgungswahn und hat mehrere Selbstmordversuche hinter sich. Ihr Mann hat sie in die Psychiatrie gebracht, nachdem sie versucht hatte, ihre zwölfjährige Tochter in der Badewanne zu ertränken. Nach vielen Jahren Therapie und endlosen Krankenhausaufenthalten ist Dorothea nur noch ein Schatten ihrer selbst, tief verstört und ohne Hoffnung.

Ich wende meinen Blick wieder der Mutter zu. Je länger ich sie anschaue, umso deutlicher kann ich ihre Gefühle wahrnehmen. Sie erzählt mir, wie sehr sie darunter leidet, dass es ihrer Tochter schlecht geht. Ihr größter Wunsch sei es, dass Dorothea sie nicht mehr hasse. »Nur wenn Dorothea sich nicht mehr vor mir fürchtet, kann ich ihr helfen, sich zu befreien«, sagt sie mit gebrochener Stimme. »Solange sie aber in ihre Ängste verstrickt ist, muss ich ihre Ängste spiegeln, und sie quält sich umso mehr. Mein jetziges Dasein ist nicht von dieser Welt. Wir können einander loslassen. Doch dafür muss Dorothea ihre Furcht vor mir überwinden.«

Ich setze mich zu Dorothea ans Bett und nehme ihre Hand. »Deine Mutter ist gekommen«, sage ich sanft. »Sie will dir sagen, wie sehr sie dich liebt. Und wie sehr es sie schmerzt, dass sie unfähig war, dir Liebe zu geben.« Ungläubig hört Dorothea mir zu. Langsam legt sich ihre Panik, während sie versucht, den Sinn meiner Worte zu begreifen. Dann entspannen sich ihre verzerrten Züge. »Ich habe immer noch Angst«, flüstert sie. »Aber sobald man mich entlässt, werde ich meine Mutter auf dem Friedhof besuchen.« Ich nicke und drücke ihre Hand.

Stunden vergehen, während ich an Dorotheas Bett ausharre. Regine weint laut unter ihrer Bettdecke, bis nur noch ein Wimmern zu hören ist. Wie spät mag es sein? Zwei Uhr? Drei Uhr? Ich kann kaum noch die Augen offen halten. Eine dumpfe Müdigkeit überwältigt mich, und eine seltsame Leere breitet sich in mir aus, so, als würde mir alle Energie aus dem Körper gesogen. Besorgt sehe ich Dorothea an, doch ihre regelmäßigen Atemzüge verraten, dass sie in einen tiefen Schlaf gefallen ist. Meine Kraft schwindet, und schließlich stehe ich auf, um in mein Bett zurückzukehren.

DURCHSTRÖMT VON GÖTTLICHEM LICHT

Doch dann geschieht etwas ganz und gar Unerklärliches. Ein riesiger Strudel aus Licht bricht durch die Zimmerdecke, ein leuchtender Wirbel, der den ganzen Raum ausfüllt. Das Licht blendet jedoch nicht meine Augen, nein, es erleuchtet mein Herz. Was ist das? Alles erstrahlt in gleißender Helligkeit, und ich werde in einen Lichtwirbel getaucht, der völlig lautlos ist und keinen Windhauch spüren lässt. Ein überirdisches Leuchten umgibt mich, und ich höre den Klang einer Stimme: »Du wirst viel Licht bekommen, doch nutze es nicht nur für dich selbst.«

Stille kehrt in mir ein, und ein Rausch des Wissens erfasst mich. Mit einem Schlag liegt die ganze Welt in einer nie da gewesenen Klarheit vor mir. Zum ersten Mal in meinem Leben spüre ich ganz deutlich, wer ich in meinem innersten Wesen bin. Gleichzeitig löse ich mich von meiner irdischen Existenz. Ich gerate in einen Zustand, der nach nichts mehr verlangt und kein Denken mehr kennt. Langsam verschmelze ich mit allem, was ich wahrnehme. Und mehr noch: Ein unsichtbarer Faden verbindet mich mit den Menschen. So tief verbunden fühle ich mich mit ihnen, dass mich ein nie gekanntes, unermessliches Glück durchströmt. Ich werde eins mit dem göttlichen Atem.

Eine neue, nie gekannte Gewissheit erfasst mich: Ich kann die Herzen der Menschen berühren, kann sie öffnen und von ihrer Angst befreien. Ich erhalte Botschaften über die Menschen, an die ich denke. Plötzlich weiß ich, warum sie leiden, warum sie von Schmerzen gequält werden. Mein ganzer Körper erbebt durch die vibrierende Energie, die mir ungeheure Kräfte verleiht und jede einzelne Zelle meines Körpers durchpulst. Immer stärker fühle ich, dass alles mit allem verknüpft ist. Die tiefsten, wahrhaftigsten Antworten offenbaren sich mir. Ich kann die Energiefelder der Menschen sehen. Materielle Dinge lösen sich vor meinen Augen auf und verwandeln sich in ihre geistige Substanz. Das alles wirkt weder unheimlich noch bedrohlich auf mich, denn mir wird die gewaltige und heilige Kraft meiner Seele bewusst.

Dann verschwindet die Erscheinung so schnell, wie sie gekommen ist. Ich berühre mein Gesicht. Nein, ich habe nicht geträumt. Der Lichtwirbel ist genauso wirklich gewesen wie die alte Frau, die sich mir gezeigt hat. Etwas Großes, Wunderbares ist geschehen, etwas, das so gewaltig ist, dass ich es nicht mehr mit meinem Verstand erfassen kann. Gleichzeitig ahne ich, dass diese Kräfte gefährlich werden könnten, falls ich nur mit ihnen spielen und meine Neugier an ihnen stillen würde. Ich habe jetzt eine Gabe, die ich mit höchstem Respekt und größter Achtsamkeit behandeln muss.

In dieser Nacht fand ich die Antwort auf all meine Fragen. Die Last, die ich getragen hatte, fiel von mir ab. Ich fühlte mich leicht und frei wie ein Schmetterling, der sich aus einem Spinnennetz befreit. Da war kein Schmerz mehr, kein Hadern, keine Dunkelheit, nur noch das Licht, das mich erweckt und verwandelt hatte. Noch immer bebte mein Körper, befeuert von der ungeheuren Energie des Lichtwirbels. Wie sehr sehnte ich mich nach jemandem, dem ich dieses unglaubliche Erlebnis mitteilen könnte. »Klaus«, schoss es mir durch den Kopf, »wenn Klaus nur kommen könnte!«

Ich hatte jedes Zeitgefühl verloren und sah auf die Uhr. Es war kurz vor vier Uhr morgens, und Klaus schlief sicherlich tief und fest. Doch genau in diesem Moment klingelte das Telefon. Dorothea erwachte und starrte mich mit aufgerissenen Augen an, während Regine zum Telefon lief. Ohne zu wissen, wer da mitten in der Nacht anrief, schrie sie aufgeregt: »Teresas Augen, ihre Augen, sie leuchten!« Nach zwei kurzen Sätzen reichte sie mir den Hörer.

Es war Klaus. »Was machst du gera...?«, wollte er fragen, doch ich unterbrach ihn: »Ich muss dir unbedingt etwas erzählen!« – »Nein«, widersprach er, »ich erzähle dir, was ich gerade geträumt habe, Lady.« Dann schilderte er mir seinen Traum. Bis ins kleinste Detail hatte er darin alles so gesehen, wie ich es erlebt hatte. Ich traute kaum meinen Ohren. Wie konnte es sein, dass wir diese Erscheinung miteinander geteilt hatten? Warum hatte er über Zeit und Raum hinweg genau den gleichen Lichtwirbel gesehen? Bis in die frühen Morgenstunden flüsterten wir miteinander, wie elektrisiert von dem wundersamen Erlebnis. Erst als es längst hell war, fiel ich in einen federleichten Schlaf. Vor meinem inneren Auge drehte sich immer noch der rätselhafte Lichtwirbel, der mich mit höchstem Glück erfüllte.

Am nächsten Morgen kam kurz nach der Visite meine Therapeutin ins Zimmer und bat mich um ein Gespräch. Ihre Miene war ernst. Mit stockender Stimme erzählte sie, dass sie in der vergangenen Nacht einen seltsamen Traum gehabt habe. Mich überlief eine Gänsehaut, denn ich ahnte, was sie mir mitteilen würde. Nicht nur Klaus, auch sie hatte von dem Wirbel aus Licht geträumt. »Ich glaube, dass es Dinge gibt, die man nicht erklären kann«, schloss sie sichtlich verwirrt. »Aber ich möchte damit nichts zu tun haben. Und wenn ich Ihnen etwas raten soll, dann meiden Sie künftig dieses Zimmer.« Ich schüttelte den Kopf. Warum sollte ich das Zimmer verlassen, in dem sich mein Leben verändert hatte?

Der Tag meiner Entlassung rückte näher. Ich erwartete ihn ungeduldig, denn ich wusste, wohin mich mein erster Weg führen würde: zu meiner Mutter. Ich brannte darauf, ihr von der nächtlichen Erscheinung zu erzählen, ihr, die meinen Weg und meine Bestimmung schon so lange vorausgesehen hatte. Endlich war es so weit: Ich galt als geheilt und durfte gehen. Sofort fuhr ich zu meiner Mutter. »Hoffentlich kann ich sie allein sprechen«, bat ich innerlich, »hoffentlich ist sie nicht wieder umzingelt von der Familie.« Doch an diesem Tag war sie wie durch eine Fügung wieder ganz allein für mich da.

Wir setzten uns in die Küche, und ich berichtete ihr von meinem Erlebnis. Sie wirkte nicht im Mindesten erstaunt. »Es gibt Menschen, die gesegnet werden durch Gottes Licht«, sagte sie, als sei das für sie ganz selbstverständlich. »Klause-Mutter war so eine Frau. Sie besaß eine unermessliche Güte, jeder achtete sie, sogar die Tadschiken hatten großen Respekt vor ihr.« Es war meiner Mutter deutlich anzumerken, wie sehr sie sich freute, dass sie endlich über diese Dinge sprechen konnte. Allzu lange hatte sie auch darüber geschwiegen, nun aber war der Zeitpunkt gekommen, mich in die tiefsten Geheimnisse unserer Familie einzuweihen.

»Klause-Mutter«, sprach sie weiter, »hat uns vor dem Verhungern und Erfrieren gerettet und selbst auf alles verzichtet, um uns zu helfen. Als deine Großmutter und wir fünf Kinder 1947 völlig mittellos aus Odessa kamen, war sie es, die unermüdlich für uns sorgte. War jemand krank, ging er zu Klause-Mutter, und sie legte ihm die Hand auf die Stirn und betete. Wenn jemand aus dem Dorf in die weit entfernte Klinik musste, war sie die Erste, die am nächsten Tag schon in aller Frühe geduldig am Fenster wartete, um den Verängstigten Hoffnung und Mut zu spenden. Als Hüterin der Gebete und Älteste taufte sie die Kinder und segnete die Verstorbenen. Jeder, der Trost suchte, ging zu ihr. Wer Sorgen hatte, für den nahm sie sich Zeit und half ihm – sogar die Männer des Dorfes kamen zu ihr.«

Jetzt fielen mir wieder die Geschichten meiner Kindheit ein, die man sich über Klause-Mutter erzählt hatte. Auch die rätselhafte Zeremonie, die ich als kleines Mädchen mit angesehen hatte, stand mir wieder vor Augen: das silberne Kreuz, die gemurmelten Gebete, das geweihte Wasser, das in alle vier Himmelsrichtungen versprengt wurde. Jetzt erst ging mir auf, dass Klause-Mutter mit den anderen Frauen heimlich einen Gottesdienst gefeiert hatte, um ihren christlichen Glauben zu bewahren – obwohl es verboten gewesen war. Wie viel Mut hatte sie bewiesen, wie unerschütterlich hatte sie die Tradition bewahrt und sich als Gottes Dienerin bewiesen. Ich empfand eine tiefe Dankbarkeit, dass ich das hatte erleben dürfen.

Meine Mutter riss mich aus den Erinnerungen zurück in die Gegenwart. »Weil Klause-Mutter meine Patentante war und so viel Gutes für uns getan hatte, habe ich dich nach ihr benannt«, erklärte sie, »nicht nur nach deiner Großmutter, so wie sie es immer behauptet hat.« – »Nach Klause-Mutter ...?«, wiederholte ich staunend. Zugleich gab es mir einen kleinen Stich, denn ich liebte meine Großmutter ja über alles. »Du, mein Kind, bist etwas Besonderes«, sagte meine Mutter voller Andacht. »Als Gott dich schuf, legte er liebevoll ein Stück von sich selbst in dich hinein. Er wollte, dass du einmalig bist. Deshalb hast du die seltene Gabe bekommen, wie Klause-Mutter andere Menschen zu heilen und tief im Herzen zu bewegen. Bitte versprich mir, dass du dich nicht auszehren lässt und dass du immer wieder in dich hineinhorchst, was gut für dich ist.«

Wieder berührte mich meine Mutter zutiefst mit ihren Worten. Und wieder spürte ich eine innige Nähe zwischen uns, obwohl sie mir jahrelang fremd gewesen war. Ich hatte sie verkannt. Nie hatte ich verstanden, wer sie wirklich war: eine Frau, die sich in ihrem schweren Leben immer treu geblieben war und zu ihren Überzeugungen stand. Sie stellte Gott weit über ihre eigene Existenz, erst danach war Platz für die Liebe zu ihrem Mann und zu ihren Kindern. Doch wieder regte sich in mir der Widerspruch. »Ich möchte aber keine Menschen berühren und heilen«, warf ich ein, »und beten wie Klause-Mutter will ich schon gar nicht. Ich möchte nur wissen, wer ich bin und was ich eigentlich will in meinem Leben. Oder was das Leben von mir will.«

Meine Mutter lächelte, als hätte ich etwas sehr Einfältiges gesagt. Dann erwiderte sie mit ihrer klaren Stimme: »Viele Dinge, mein Liebes, kann der Mensch selbst entscheiden. Doch die wichtigsten Dinge entscheidet Gott.« Sie schaute mich besorgt an. Wusste sie, dass mein Leben auch in Zukunft nicht einfach sein würde? Dann stand sie auf, ließ mich eine Weile allein und kam mit einer kleinen, weißen Schatulle zurück. »Zu deiner Einweihung«, sagte sie feierlich und überreichte mir das kleine Kästchen.

Erwartungsvoll öffnete ich es – und fand darin eine silberne Kette, einen silbernen Armreif, einen kunstvoll gearbeiteten silbernen Ring und eine Karte. Auf der Karte stand: »Mein liebes Kind! Zu deiner Einweihung wünsche ich dir den Segen Gottes und in reichem Maße Seine Kraft. Möge dir deine Entscheidung für Sein Licht Glück und Segen bringen und auch alles Gute den Menschen, die sich dir anvertrauen.« Skeptisch betrachtete ich den Silberschmuck und die Karte, während ich rätselte, von welcher Einweihung da die Rede war. »Sag doch, was meinst du damit?«, drang ich in meine Mutter, aber sie erklärte mir nichts, sondern verabschiedete mich mit einer Umarmung. Zu Hause legte ich die Schatulle in einen Schrank, und es vergingen Jahre, ehe ich sie wieder hervorholte.

Wie tief die Verbindung meiner Mutter zu Klause-Mutter war, erfuhr ich erst Jahrzehnte später: Noch heute lässt meine Mutter für sie und alle Frauen, die sich während der Zeit des Kommunismus um den Erhalt des Glaubens verdient gemacht haben, regelmäßig die heilige Messe lesen.

Der Schatten kam mit dem Licht

Ich bin ein Teil des Teils, der anfangs alles war.
Ein Teil der Finsternis, die sich das Licht gebar. [...]
Ich bin ein Teil von jener Kraft, die stets das Böse
will und stets das Gute schafft.

Johann Wolfgang von Goethe,
Faust (Erster Teil)

6. Kapitel

DIE VERWANDLUNG: WIE ICH DIE GABE DES HEILENS ENTDECKTE

Ein Tisch, ein Bett, ein Stuhl. Nein, ich bin nicht wieder im Krankenhaus. Es ist die karge Zelle eines Untersuchungsgefängnisses, in der man mich festhält. Mein Leben ist auf sechs Quadratmeter geschrumpft, in denen ich auf eine Antwort oder eine Erklärung warte. Frühmorgens werde ich geweckt, dann beginnt ein neuer Tag voller Trostlosigkeit und voller Selbstanklagen. Ich ziehe mir die kratzende Wolldecke über den Kopf und schließe die Augen.

Kalte Angst kriecht in mir hoch. Nichts ist mehr übrig von dem Glücksgefühl, das mich Monate zuvor in der Klinik erfasst hatte, als das Licht sich mir offenbarte und mich eine andere Wirklichkeit schauen ließ. So plötzlich, wie das Licht kam, so schnell verschwand es auch wieder. Warum konnte ich es nicht festhalten? Wie soll ich mir erklären, was in der Zeit danach mit mir geschah? Es ist, als hätte die höchste der Mächte mich wieder fallen gelassen. Hat sich das hohe Bewusstsein, in das ich für Stunden habe eintauchen dürfen, ohne ein weiteres Zeichen wieder in nichts aufgelöst? Ich bin erschüttert. Die schwebende Leichtigkeit meiner Seele ist wie weggeblasen und hat mich in Zweifel und Ratlosigkeit zurückgelassen.

Ich schaue zurück auf die vergangenen Wochen. Es hatte nicht lange gedauert, bis sich meine innere Zerrissenheit erneut in den Niederungen meines alltäglichen Lebens widerzuspiegeln begann. Der sanfte Friede, den mich meine Begegnung mit dem Licht hatte spüren lassen, begleitete mich nur für kurze Zeit. Heute weiß ich, warum ich in meinem tiefsten Inneren vergeblich nach den Spuren dieses Friedens suchte: Ich war noch nicht zur Essenz meiner Persönlichkeit vorgestoßen. Mich bestimmte ein verzweifeltes Bedürfnis danach, endlich anzukommen und mich in den Grenzen meines Wesens einrichten und ausruhen zu können. Doch wie hätte mir dies gelingen können? Meine alten Schatten hatten mich noch nicht losgelassen. Meine Läuterung mochte begonnen haben, aber für mein Leben sollte sie sich noch nicht als tragfähig erweisen. So führte mich mein Weg weiter durch dunkle Nächte und heiße, trockene Felswüsten.

Wer den Schatten in sich trägt, wird auch Schatten anziehen, diese Erfahrung musste ich schmerzhaft machen. Später sollte ich ein anderes Prinzip kennenlernen: dass die Schatten sich um das Licht sammeln in der Hoffnung, von ihm emporgezogen, gerettet und erlöst zu werden. Nun aber saß ich in einer winzigen Zelle des Untersuchungsgefängnisses in Wuppertal und dachte über die Ereignisse nach, die mich dorthin geführt hatten.

Bilder von meiner Verhaftung tauchen auf, die meine neue Freiheit nach der Trennung von Robbi beendete. Zunächst hatte alles vielversprechend begonnen. Nach dem Tod von Robbis Großmutter wurde das Haus, in dem wir gelebt hatten, verkauft, und ich zog mit Philipp in eine wunderschöne Wohnung. Ich hatte Arbeit in einer Buchhandlung gefunden, das Leben schien sich langsam zu ordnen. Doch dann trat Markus in mein Leben, ein ganzer Kerl, wie man so sagt. Er erinnerte an den Rockstar Bon Jovi und war umgeben von einem Hauch von Abenteuer. Ich lernte ihn kennen, weil wir beide den gleichen *Laredo Jeep* fuhren, alles andere als ein typisches Frauenauto. An einer Ampel sprach er mich an, und bald darauf trafen wir uns regelmäßig.

Wir sprachen nicht über die Zukunft, wir gaben uns keine Versprechen und wollten auch keine Bindung. Die Ehe mit Robbi hatte mich vorsichtig gemacht. Zu viel Nähe wäre mir unheimlich gewesen. Im Laufe der Zeit wurde Markus zu einem treuen Freund, der bei uns ein- und ausging. Womit er sein Geld verdiente, interessierte mich nicht. Vielleicht ahnte ich, dass Dinge in seinem Leben lauerten, die ich besser nicht ergründete. Doch die Schwingung, die Markus mitbrachte, wenn er zu uns kam, beunruhigte mich immer mehr. Ich hegte einen gewissen Verdacht, den ich nicht auszusprechen wagte: Waren es verbotene Dinge, die er tat?

Dann wieder schob ich diese Gedanken beiseite. Er wusste schließlich, dass ich alles Verbotene und Kriminelle ablehnte, und ich vertraute ihm. Eines Morgens eröffnete er mir, dass er noch eine letzte Sache in Wuppertal klären müsse. Danach sei er frei und hätte unbegrenzt Zeit für mich. Ich atmete auf. Was auch immer sich hinter seinen dubiosen Geschäften verbarg, ganz geheuer waren sie mir nie gewesen. Mein geregeltes, ruhiges Leben mit Philipp hatte höchste Priorität. Daher war ich erleichtert, dass Markus offenbar etwas abschließen wollte, was ihn selbst genauso belastete wie mich.

»Ich kann dich hinfahren«, bot ich ihm an, »ich kenne Wuppertal wie meine Westentasche!« Barsch lehnte er ab, doch ich ließ nicht locker. Schließlich gab er sich geschlagen. »Also gut. Du setzt mich aber nur ab und fährst sofort weiter, klar?« Ich nickte. Etwas mulmig war mir schon, als wir ins Auto stiegen. Während der Fahrt wirkte Markus nervös. Immer wieder schaute er auf die Uhr und sah sich bei jedem Ampelstopp um, als hätte er Angst, verfolgt zu werden. Wir sprachen kein Wort miteinander. Nun konnte ich die Uhr nicht mehr zurückdrehen, und sie tickte laut in meinem Kopf. Worauf hatte ich mich nur eingelassen?

UNTER VERDACHT

Als Markus in Wuppertal ausstieg, sah ich entsetzt, dass er eine Waffe im Hosenbund trug. Dann ging alles ganz schnell. Er verschwand in einem Gebüsch, und im nächsten Moment wurden auch schon die Türen des Jeeps aufgerissen. Zwei Polizeibeamte legten mir Handschellen an. Sie waren unnötig grob. Gewaltsam zerrten sie mich aus dem Auto und schrien: »Wir beobachten Sie seit Tagen! Das Spiel ist aus!« Ich war außer mir vor Schreck und Wut. »Was wollen Sie? Ich habe doch nichts getan!«, rief ich. »Was werfen Sie mir denn vor?« Gleichzeitig rasten mir tausend Gedanken durch den Kopf. Hatte ich nicht geahnt, dass etwas nicht stimmte? Warum hatte ich nicht auf meine Intuition gehört? Ich fragte noch mal: »Was hab ich getan? Was werfen Sie mir vor?«

Eine Antwort erhielt ich nicht. Stattdessen wurde ich in einen Streifenwagen gestoßen, dann zog man mir einen dunklen Sack über den Kopf. Alles wurde dunkel um mich, und ich sank verstört auf den Rücksitz. Die Polizeisirene dröhnte in meinen Ohren. Das kann doch nicht wahr sein, dachte ich, das ist ein böser Traum! Doch es gab kein Erwachen. Einige Stunden später schloss sich die Tür einer Zelle hinter mir. Man hatte mich ins Untersuchungsgefängnis gebracht.

Da hocke ich nun, in einer winzigen Zelle, und bin drauf und dran, den Verstand zu verlieren. »Ist die Dunkelheit der Preis dafür, dass ich das Licht erblickte?«, frage ich mich bang. Aber warum heißt es dann: »Wende dein Gesicht der Sonne zu, und der Schatten fällt hinter dich?« Es ist, als hätte das Licht mich verbrannt, als hätte es erst die Schatten in mir hervorgelockt, die mich jetzt in tiefste Finsternis hüllen. Die Gespräche mit Klaus kommen mir in den Sinn. Kriya-Yoga, Tai Chi, Radiästhesie, all die Themen, mit denen ich mich in den letzten Monaten intensiv befasst habe, werden jetzt zu einem Anker, auf den mein Geist dringend angewiesen ist. Sogar die Erinnerung an die Zeit mit Robbi hilft mir. Aber all das kommt gegen die Realität meiner kahlen Zelle nicht an.

Getrieben von innerer Unruhe springe ich auf. »Warum kommt das Licht, erleuchtet mich bis zum Grunde meiner Seele, baut mich auf und lässt mich dann allein im Dunkeln zurück? Warum nur?«, rufe ich. Ich weiß, dass meine Lage aussichtslos ist. Wann man mich wieder freilässt, ist noch überhaupt nicht abzusehen. Was man mir vorwirft, weiß ich nicht. Der Gedanke an Philipp lässt mich fast wahnsinnig werden. Wieder fehle ich ihm, wieder muss er ohne meine Liebe und meine Zuwendung auskommen. Das schlechte Gewissen bringt mich fast um. Was bin ich nur für eine Mutter? Warum habe ich nichts gelernt aus meiner Geschichte? Kraftlos lasse ich mich auf den Boden sinken und breche in Tränen aus. Dann schaue ich durch das vergitterte Fenster zum Himmel und flehe: »Was willst Du denn noch von mir? Was soll ich tun? Ich weiß, dass ich ohne Dich schwach bin. Aber willst Du wirklich, dass ich, Dein Kind, schwach und allein bleibe? Komm und hilf mir! So kann es nicht weitergehen, weil ich alles zerstöre, was ich liebe!«

Zitternd schleppe ich mich zu der harten Pritsche und vergrabe mein Gesicht im Kissen. Werde ich jemals eine Antwort erhalten? Die Antwort kommt, es sind die immer gleichen Sätze, doch sie helfen mir nicht weiter:

»Das Licht, nach dem du suchst,
strahlt nur von innen, nicht von außen.
Es wird dir nur gezeigt und nicht geschenkt.
Erlöse deine Wunden, dann wirst du's finden.
Wenn du die Schatten wandelst, wirst du frei
und kannst es halten, das Licht, den großen Weltengeist,
der Wahrheit spricht und alle Menschen heilt.«

Ich höre die Worte und versuche ihren Sinn zu ergründen, aber es will mir nicht gelingen. Woher kommen sie? Wer spricht zu mir? Wieder springe ich auf und laufe wie gehetzt in meinem Gefängnis hin und her. Dann knie ich mich auf den Boden. Ich weiß nicht, woher ich meine Sätze nehme, sie müssen aus den Tiefen meiner Seele stammen, die ich nie ergründet habe.

»Vater!«, rufe ich.
»Ich kenne Dich nicht, doch suche ich Dich.
Ich sehe Dich nicht, doch spüre ich Dich.
Nur Du berührst meine Seele, Du Retter meines Lebens,
Du Leuchtender. Du machst mein Dunkel hell, wenn ich
Dein Licht erfasse.
Neig Dich herab, berühr' und heile mich.
Zu Dir schaue ich, zu Dir flehe ich.
Du kennst mein Innerstes, Du bist mein Halt,
Du bist der Ort, an dem ich friedlich weile.«

Verblüfft über meine eigenen Worte starre ich das Stückchen Himmel an, das mir in meiner Zelle geblieben ist. Ich habe nie zu beten gelernt, habe nur selten eine Kirche aufgesucht. Dennoch weiß ich die Worte zu setzen, finde Formulierungen, die mir auf die Zunge gelegt werden wie das rettende Stück Brot einem Verhungernden. Was geschieht mit mir? Werde ich jemals erlöst werden aus den Qualen meines verfehlten irdischen Daseins?

»VATER, AUS LIEBE ZU DIR«

Lange, sehr lange passierte nichts. Es gab keine Vernehmung, keine Gelegenheit, mich zu rechtfertigen. Die Stunden vergingen mit den immer gleichen Gebeten, und ich schwankte zwischen Hoffnung und Verzweiflung, bis ich völlig zermürbt war. Meine eigene Stimme war mir unheimlich, sie gellte in meinen Ohren, und wenn ich Antworten bekam, begriff ich sie nicht. In der Einsamkeit meiner Zelle erinnerte ich mich wieder an das Gespräch mit meiner Mutter, als sie von Katharina erzählt hatte. Jedes einzelne Wort rief ich mir ins Gedächtnis, und plötzlich wusste ich, welches der Schlüssel war, den ich schon gefunden und dann wieder verloren hatte: »Alles, was du tust, tu mit dem Gedanken: Vater aus Liebe zu Dir.«

»Das also ist es«, durchfuhr es mich siedend heiß. Ich musste diesen Gott, den ich nicht kannte, in meine Seele hineinlassen. So beschloss ich, wie meine Mutter fortan alles für Gott zu tun, auch wenn ich ihn weder sah noch fühlte. Meine erste Handlung bestand darin, dass ich bei der Gefängnisleitung um ein zweites Kissen bat. Ich wollte symbolisch ein weiteres Kissen auf meine Pritsche legen. Falls Gott beschloss, mich zu besuchen, dann sollte er sofort sehen, dass ich ihm schon einen Platz neben mir eingeräumt hatte. Als Zeichen meiner völligen Hingabe zog ich meine Kleider aus und legte mich auf den kalten Boden. Nackt und bloß wie ein Neugeborenes übergab ich mich dem Himmel. »Ich gebe Dir mein Leben«, rief ich unter Tränen, »das Kostbarste, was ich besitze! Für alle Zeiten werde ich in Deinem Dienst stehen, aber lass mich bitte nie mehr allein!«

Eine Passage in den *Upanischaden*, in der die Sehnsucht nach Gott und das Verlangen nach Wahrheit zum Ausdruck kommen, lautet: »Verlangst du so sehnsüchtig nach der Wahrheit wie ein Ertrinkender nach Luft, so erkennst du sie in einem einzigen Augenblick.« Aber wer sucht schon nach Gott und nach dem Sinn seiner Existenz, wenn es ihm gut geht?

Ich hatte die Sehnsucht nach Wahrheit ein Leben lang gekannt. Schon als Kind hatte ich sie ja in mir gefühlt, wenn ich die gläubigen Muslime betrachtete und ihren Gebeten lauschte, wenn ich das Wunder des Lebendigen bestaunte, den überirdischen Zauber einer unsichtbaren Allmacht. Es war die Sehnsucht nach dem wahren Urgrund allen Seins. Sie war mein innerer Lehrer geworden und hatte in meinem Herzen das Feuer der Liebe entfacht. Aber ich hatte immer wieder Wasser in das Feuer gegossen, war in Süchte, Abhängigkeiten und Depressionen geraten. Jetzt, in der Einsamkeit meiner Gefängniszelle, spürte ich: Nie hatte ich aufgehört zu suchen. Oder hatte etwas nie aufgehört, mich zu suchen?

Nach einigen Wochen erfuhr ich endlich, was man mir vorwarf. Die Polizisten hatten zu Hause in meinem Kleiderschrank Drogen gefunden, dort, wo Markus seine persönlichen Dinge aufbewahrte. Und ich war auf ihn hereingefallen, naiv, gutgläubig und blind. Viel schlimmer aber belastete mich ein verdächtiges Tütchen mit weißem Pulver. Markus hatte alles zugegeben und betont, dass ich nichts mit den Drogen zu tun hätte, doch das Tütchen, beteuerte er, hätte er noch nie gesehen. So fiel der Verdacht auf mich.

Als ich es bei der Vernehmung erfuhr, traute ich kaum meinen Ohren. »Aber ich habe nie Drogen besessen!«, versicherte ich. »Wo haben Sie denn dieses Tütchen gefunden?« Der Beamte grinste überlegen. »Es lag in einem kleinen Fach in Ihrer Nähmaschine.« Ich war wie vor den Kopf geschlagen. »Das ist Sand«, rief ich aus. »Sand aus Südafrika! Ich habe ihn als Andenken von einem Strand mitgenommen, an dem Nelson Mandela gewesen ist!« Jetzt erst wurde der Inhalt des Tütchens genauer untersucht. Die Beamten hatten die Substanz für Heroin gehalten, nun bemerkten sie ihren Irrtum.

Ich wurde sofort entlassen. Niemand entschuldigte sich bei mir. Niemand sprach sein Bedauern aus, dass man mich festgehalten und wie eine Verbrecherin behandelt hatte. Entkräftet kehrte ich nach Hause zurück und nahm sofort Philipp wieder zu mir. Von nun an wollte ich eine umsichtige

Mutter sein, das schwor ich mir. Ich kündigte in der Buchhandlung, um mehr Zeit für mein Kind zu haben. Nebenher arbeitete ich als Fotografin und als deutsch-russische Übersetzerin für das Deutsche Rote Kreuz. Auch wenn wir daheim kein Russisch mehr gesprochen hatten, vergessen hatte ich die Sprache nie, sondern hatte meine Sprachkenntnisse sogar ständig erweitert. Viel brachten mir diese Jobs nicht ein, ich konnte mich nur so eben über Wasser halten.

Der Neubeginn erwies sich als schwierig. Ich hatte nach der Trennung auf alle Unterhaltsansprüche verzichtet. Doch ich bedauerte meinen Schritt keine Sekunde lang. Wenn ich mich von Robbi trennte, musste ich mich auch von materiellen Bindungen befreien, davon war ich fest überzeugt. Obwohl ich kaum Geld hatte, trug ich mein Schicksal mit Demut. Ich hatte viel gelernt in den einsamen Gefängnisnächten, in der Zwiesprache mit Gott: Nur wer niederkniet, wird erhoben.

Weit mehr als meine Geldnot machte mir meine schlechte Verfassung zu schaffen. Die angstvollen Tage und Nächte der Haft hatten mich stark geschwächt, doch mein Lebensmut wurde immer stärker, und ich wusste: Gott war in mein Herz eingezogen. Wenn ich schwer beladen mit dem Wäschekorb aus dem Keller kam oder mich mit Einkaufstüten abschleppte, versagten mir oft die Kräfte. Sofort rief ich mir dann meinen rettenden Wahlspruch ins Gedächtnis: »Vater aus Liebe zu Dir«, und schon fühlte ich mich stärker. Auf diese Weise näherte ich mich dem Göttlichen in mir, auch wenn ich manchmal noch ungeduldig wurde und flehentlich um Gottes Hilfe und Zuwendung bat. Nahmen meine Schmerzen überhand, bemühte ich einen zweiten Leitspruch, den mein Vater mir schon als Kind eingeschärft hatte: »Jetzt erst recht!«

Was mich aufrechterhielt, war die Liebe zu meinem Kind: wahre, bedingungslose Liebe. Es machte mir überhaupt nichts mehr aus, zu verzichten. Kurze Zeit später, Philipp war gerade elf Jahre alt geworden, bot man mir an, als Fotografin nach Paris zu gehen. Ein berühmtes Magazin hatte meine Bilder veröffentlicht, Modefotos für einen Kölner Pelzdesigner. So war ein Pariser Starfotograf auf mich aufmerksam geworden und machte mir ein unwiderstehliches Angebot: Ich könnte seine Assistentin werden. Was für eine Riesenchance! Dieser Job hätte mich mit einem Schlag von meinen Geldnöten befreit.

Leichten Herzens sagte ich ab. Philipp brauchte mich, und ich zögerte keine Sekunde: Mein Platz war bei ihm, nirgendwo anders. Kein Geld der Welt, kein Ruhm konnte mir das geben, was mir als Mutter geschenkt wurde. Ich trug eine große Verantwortung, die ich nicht einfach in den Wind schlagen durfte. In diesem Moment wurde mir vielleicht zum ersten Mal bewusst, wie sehr ich meiner Mutter ähnelte: Auch für sie waren die Kinder das Wichtigste. Jedem hätte sie ohne Zögern ihr Herz geschenkt.

So vergingen Zeiten voller Existenzängste. Doch wenn man auf dem richtigen Weg ist, hilft einem das Universum, und das Universum ließ wahrlich keine Gelegenheit aus, mich zu unterstützen. Das geschah allerdings nicht wie in jenem Märchen, in dem der dienstbare Geist aus Aladins Wunderlampe erscheint und jeden Wunsch erfüllt. Menschen waren es, ganz einfache Menschen, die mir begegneten und durch die ich erkannte, dass Gott sich uns durch scheinbar zufällige Begebenheiten mitteilt.

DEIN LEBEN LIEGT IN DEINER EIGENEN HAND

Viele Menschen glauben, dass Gott uns Engel schickt. Ungeduldig warten sie auf ein Wunderwesen, um ihm ihre Wünsche mitteilen zu können, ein neues Auto zum Beispiel, einen Urlaub oder ein Haus. Wenn diese Dinge dann eintreffen, meinen sie, Gott habe ihnen geholfen. Doch Gott macht keine Geschenke wie der Weihnachtsmann. Er hilft uns durch Menschen, die uns begegnen, wenn wir schwere Zeiten durchleben. Unsere Aufgabe ist es, diese Menschen zu erkennen, uns ihnen anzuschließen oder ihrem Rat zu folgen. Manchmal ist es nur ein Lächeln, das uns durch den Tag trägt. Jemand öffnet uns die Tür, wenn wir mit Händen voller Tüten davorstehen, und wir begreifen: Darin liegt die Botschaft Gottes. Die geöffnete Tür symbolisiert, dass wir weitergehen sollen, dass sich alle Türen öffnen werden. Große Wunder geschehen erst, wenn wir gelernt haben, auch die kleinen Dinge wertzuschätzen.

Wie lange hatte ich geklagt, statt mein Leben endlich selbst in die Hand zu nehmen! Ich hatte anderen die Schuld an meinem Elend gegeben, meinen Eltern, meinen Geschwistern und schließlich Robbi. Damit war es nun vorbei. Niemand trug die Schuld daran, dass es so weit mit mir gekommen war. Ich ganz allein hatte alles zerstört. Also war ich auch die Einzige, die alles verändern konnte, um Frieden zu finden. Die göttliche Wahrheit ist immer einfach. Sie kommt ohne komplizierte Theorien aus, denn sie ist konkret und offenbart sich dort, wo wir sie am wenigsten erwarten: in unserer unmittelbaren Nähe.

Jetzt kam es darauf an, mein Schicksal anzunehmen, statt es zu bekämpfen, und die Dinge statt mit dem Verstand mit dem Herzen zu begreifen. Meine Wandlung wurde allerdings von einem Wechselbad der Gefühle begleitet. Hin- und hergerissen zwischen der harten Wirklichkeit und meiner Sehnsucht nach Liebe, bat ich Gott darum, mich zu führen. Ich verstand, dass die Wahrheit, die ich suchte, nicht ohne Liebe sein konnte, und die Liebe nicht ohne Wahrheit. Andererseits fragte ich mich, warum mir so viel Böses widerfahren war, ausgerechnet mir, die doch nichts Schlimmes getan hatte. Warum hatte ich nicht einfach heiraten können, ein Reihenhaus kaufen, Kinder bekommen und glücklich sein? Warum musste ich in Abgründen herumirren, die mich fast in den Wahnsinn getrieben hatten?

Langsam kristallisierte sich die Antwort heraus: weil die Seele nur rein wird, wenn man sich bewusst von allem alten Ballast befreit. Man darf ihn weder ignorieren noch verdrängen. Nein, wir müssen die ganze Schwere dieser Last spüren, um sie schließlich von uns zu werfen, durch Liebe zu uns selbst und zu anderen. Ich musste alles an mir lieben und akzeptieren, auch wenn dies nicht meinem einstigen egoistischen Grundprinzip entsprach.

»Um vorwärtszuschreiten, darfst du nur die Werkzeuge der Tugend benutzen, sonst musst du den Weg immer wieder zurückgehen«, hörte ich die Stimme in mir sagen. Wie viele Male war ich den weiten Weg wieder zurückgegangen! Wie nahe war ich Gott schon gewesen, und doch hatte ich mich immer wieder verirrt. Nun verstand ich, dass auch Umwege zu meinem Weg dazugehörten. Sie waren Prüfungen. Ich sollte meine Gleichgültigkeit in Mitgefühl verwandeln, meine Habgier in Bescheidenheit, meine Eifersucht in Toleranz.

»Du wirst viel Licht bekommen, aber nutze es nicht nur für dich selbst.« Wieder drang dieser Satz an mein Ohr. Und auf einmal traf mich die Erkenntnis: Es war meine Bestimmung, das Licht weiterzugeben. Ich hatte alles in mir, was ich dafür brauchte. Wieder kamen mir die Erfahrungen in den Sinn, die ich damals im Krankenhaus gemacht hatte, als der Lichtwirbel mich erfasste, und die Begegnung mit Gott in der Gefängniszelle. »Ich kann die Herzen der Menschen berühren, kann sie öffnen und von ihrer Angst heilen«, dieser Gedanke ging mir wieder durch den Kopf. Ja, die Angst hatte ich gründlich kennengelernt, den Schmerz, die materielle Not. Und ich wusste: Wer andere Menschen heilen will, muss durch die eigenen Tiefen seiner Seele und die Nöte seines Lebens hindurchgegangen sein. Dann segnet Gott seine Hand, und er verfügt über alle Geheimnisse, die er offenbaren will – wie es im folgenden Vers des *Rigveda* heißt:

Meine Hand ist Gott.
Grenzenlos glückselig ist meine Hand.
Diese Hand bewahrt alle heilenden Geheimnisse,
die ganz machen mit ihrer sanften Berührung.

Rigveda

Meine eigene Geschichte hatte mich gelehrt: Heilen bedeutet, im Inneren heil zu werden. Es war wie ein Wunder, als ich entdeckte, dass ich intuitiv auch die seelischen Leiden anderer Menschen erkannte. Ich sah ihre Narben. Gleichzeitig wusste ich: Man kann im Leid das Beste erkennen oder darin untergehen, aber es ist nie zu spät, der Mensch zu sein, der man sein will. Es gibt keine zeitliche Begrenzung, man kann damit beginnen, wann immer man will. Doch manchmal braucht man ein Gegenüber, das die inneren Schranken durchbricht.

Jedes Mal, wenn ich einen kranken Menschen sah, sprach ich ihn innerlich an:

»Ich wünsche dir, dass du die Wunder Gottes siehst.
Dass du Menschen begegnest, die deinen Geist inspirieren,
dass du dich erhebst in deinen eigenen Raum.
Ich wünsche dir, dass du die Liebe Gottes spürst.
Ich wünsche dir, dass du deine eigenen Gefühle lebst.
Ich wünsche dir, dass du dein Leben spürst mit allen
Schmerzen und Freuden.
Ich wünsche dir, dass du die Perlen auf dem Grund deiner
Seele findest. Und wenn du fällst, dann wünsche ich, dass
die Hand deines Engels deinen Sturz aufhält.
Dass du dich ausruhst und danach weiterkämpfst.

Ich wünsche dir, dass du begreifst, dass du niemals perfekt werden kannst, sondern dass du zu jeder Zeit perfekt bist.
Warum ich dir all das wünschen kann?
Weil mein eigener Weg mich gelehrt hat, welche Wünsche wir in unserem Leben verwirklichen sollten.«

So wurde ich zur Heilerin. Manchmal dachte ich an einen Satz, den ich irgendwo gelesen hatte: »Du kannst große Dinge tun, solltest aber nie vergessen, dass es eine Hand gibt, die deine Schritte lenkt. Diese Hand nennen wir Gott, und Er soll dich immer Seinem Willen entsprechend führen.« Das war meine Leitlinie, das war es, was mich zur Heilerin machte. Gott führte mich. Er lenkte meine Eingebungen und meine Intuition. Suchte jemand meine Nähe, sah ich seinen Schmerz und wusste, woher er rührte.

Auch wenn ich mich seit langer Zeit mit dem geistigen Heilen beschäftige – man kann es auch energetisches oder spirituelles Heilen nennen –, so bin ich natürlich ein ganz normaler Mensch geblieben. Ich kann mich freuen und glücklich sein oder zutiefst unglücklich. Ich kann mich streiten und zornig sein, und ich kann nicht nur vergeben, sondern auch tiefen Groll im Herzen empfinden. Es wäre unsinnig, anzunehmen, dass ich alle Menschen liebe, die mir im privaten oder beruflichen Bereich begegnen. Aber am Ende eines jeden Tages weiß ich, dass ich wie jedes andere Lebewesen auf der Erde zum Frieden und zum Mitgefühl aufgerufen bin. Ich weiß, dass ich mich immer bemühen sollte, Grenzen zwischen mir und der übrigen Welt nicht zu vertiefen, sondern abzutragen.

Und über eines bin ich mir ganz sicher: dass ich in dieses Leben gekommen bin, um Menschen die Hände aufzulegen und ihnen die Erkenntnis zu vermitteln, dass sie mit all ihren Sorgen und ihrem Leid in der grenzenlosen Liebe des Schöpfers aufgehoben sind. Manchmal ist mir, als wäre ich nicht zum ersten Mal hier, sondern einfach wiedergekommen, so wie ich es in meiner Vision aus einer anderen Zeit versprochen habe.

ES GIBT VIELE WIRKLICHKEITEN

Nie werde ich den türkischen Jungen vergessen, der eines Tages in unsere Praxis kam. Er war sechzehn Jahre alt und hatte eine extrem seltene Lebererkrankung. Seine Ärzte waren vollkommen ratlos, denn keine Therapie hatte bisher angeschlagen. Seine Mutter war mitgekommen, und halb krank vor Sorge bat sie mich um Hilfe. Als ich dem Jungen meine Hände auflegte, hörte ich in meiner Vorstellung plötzlich hohe Schreie, wie die von Tieren im Todeskampf. Ich erschrak und zog meine Hände zurück. Aufmerksam sah ich den Jungen an. Er hatte ein weiches, sensibles Gesicht. Nein, dachte ich, er quält keine Tiere, das kann nicht der Grund für seine Krankheit sein.

Vorsichtig legte ich die Hände wieder auf und konzentrierte mich auf das Bild, das ganz ohne mein Zutun in mir entstand. Meine Eindrücke waren jetzt recht deutlich, und mir wurde klar, woher das Geschrei der Tiere kam. »Wohnen Sie in der Nähe eines Schlachthofes?«, fragte ich die Mutter. »Ja, die Wohnung liegt neben einer Metzgerei und einem Schlachthof«, antwortete sie und sah mich mit einem merkwürdigen Blick an. Ich konnte sie gut verstehen, schließlich hätte ich selbst nicht erklären können, warum ich diese Frage stellte.

»Wie lange wohnen Sie dort schon?«, fragte ich weiter. Sie überlegte. »Ungefähr ein Jahr.« Nun war ich mir meiner Sache sicher. »Und ein paar Monate, nachdem Sie eingezogen sind, begann die Krankheit Ihres Sohnes?« Sie nickte. Ich wandte mich wieder dem Jungen und seiner Behandlung zu. Meine Bilder waren nun klar und eindeutig. Ich sah den

Jungen als Hirten, der in einer südlichen Landschaft neben einer Schafherde lag. Die Sonne schien. Alles wirkte friedlich und still.

»Ein Schäferhund wäre für Ihren Sohn genau das Richtige«, erklärte ich. Jetzt sprang der Junge von der Liege auf und rief: »Siehst du, Mama, ich habe dir doch gesagt, dass ich einen Hund brauche!« Die Frau wirkte vollkommen überrascht. »Wie kommen Sie darauf?«, wollte sie wissen. »Er ist im Grunde seines Wesens ein Hirte, der Tiere über alles liebt, und ein Schäferhund ist sein treuster Begleiter schon seit Ewigkeiten«, flüsterte ich wie zu mir selbst. Sie starrte mich verständnislos an. »... seit Ewigkeiten?«, fragte sie. Ihr Sohn aber strahlte, als habe sich soeben sein größter Wunsch erfüllt.

Mir war bewusst, dass solche Offenbarungen nicht gerade leicht zu vermitteln sind. Nicht jeder glaubt schließlich an vergangene Ewigkeiten. »Überlegen Sie doch einmal, wann sich Ihr Sohn am wohlsten fühlt«, schlug ich vor. Sie dachte nach. »Wenn er in der Türkei ist, bei seiner Großmutter, dann bessert sich sein Zustand sofort«, antwortete sie. »Und dort ist er tatsächlich mit vielen Tieren zusammen, mit Schafen, Ziegen und Hunden.« Sie hielt inne und schüttelte den Kopf. »Und was bedeutet das?«

»Ihr Sohn ist empfänglich für die Schmerzen der Tiere, weil er die Seele eines Hirten in sich trägt«, wiederholte ich. »Wegen seiner alten Liebe zu den Tieren spürt er die Schwingungen der Schlachttiere, ihre Todesängste, kann sie aber nicht bewusst verarbeiten. Die Leber als Entgiftungsorgan sammelt die negativen Informationen, und das schädigt sie auf Dauer. Nicht nur stoffliche Gifte können unserem Organismus zusetzen, sondern auch emotionale, seelische Gifte. Ihr Sohn nimmt sie wahr, ohne sie zu verstehen. Das hat ihn erkranken lassen, und deshalb, glauben Sie mir, braucht er einen Schäferhund. Denn oft können Tiere durch ihre Zuneigung unsere negativen Energien aufnehmen und verwandeln.«

Ein Ausdruck größter Verwunderung lag auf den Gesichtern der beiden, als sie gingen, doch ich wusste, dass die Mutter ihrem Sohn jeden Wunsch erfüllen würde. Nach einigen Wochen kam die Mutter noch einmal in die Praxis und bat mich, kurz mit ihr nach draußen zu kommen. Dort wartete ihr Sohn. Er wirkte völlig gesund, eine frische Röte lag auf seinen Wangen. An seiner Hand führte er einen Schäferhund, der sich schwanzwedelnd an ihn drängte. »Wir wollten uns bedanken«, sagte die Mutter – und nahm mich einfach in den Arm. »Sie haben mein Kind geheilt. Bleibt das jetzt so?« – »Nehmen Sie die Energie mit, die Sie empfangen haben«, erwiderte ich. »Allahu akbar – Gott ist groß«, erwiderte sie mit einer leichten Verneigung. »Sie werden spüren, ob Sie Anlass zur Sorge haben oder wenn eine ärztliche Untersuchung angebracht ist«, erklärte ich, zwinkerte dem Jungen zu und verabschiedete mich.

Was war geschehen? Im Grunde hatte ich den beiden gezeigt, dass es eine andere Wirklichkeit neben der Krankheit gibt. Die Medizin hat den Krankheiten so viele interessante Namen gegeben, dass sich die meisten Menschen bereitwillig mit ihnen identifizieren. Sie akzeptieren die Diagnose nicht nur, sie gehen ganz in ihr auf, als hätte man sie ihnen wie auf einer Tafel um den Hals gehängt. »Ich bin die Krebspatientin«, denken sie, oder: »Ich bin der Mann mit dem Hirntumor.« So gewinnt die Krankheit eine unheimliche Macht und fixiert sich im Bewusstsein.

Ich stelle nie eine Diagnose. Ich sage nie: »Sie haben ein Magengeschwür« oder »Sie haben Arthrose«. Stattdessen lenke ich das Bewusstsein auf die Gesundung. Die Schamanen in Tadschikistan machen es ebenso. Eine Diagnose auszusprechen, ist für sie, als würden sie einen Fluch aussprechen. In ihrer Kultur ist es ein Frevel, jemanden auf seine

Krankheit zu reduzieren, weil diese Krankheit damit zu einer Realität wird, aus der es oft keinen Ausweg gibt. Wenn wir gesund werden wollen, müssen wir umdenken. Solange wir mit starrem Blick auf die Diagnose schauen, bleibt sie Wirklichkeit. Nichts ist verhängnisvoller, als immer wieder über Krankheitssymptome zu sprechen und sich in Schilderungen von Schmerz und Leid zu verlieren. Unser Unterbewusstsein ist die stärkste Kraft in uns, und es ist immer aktiv. Es nimmt alles auf, was wir denken und fühlen, und bildet es auf der körperlichen Ebene ab.

Wir sollten immer daran denken: Was dem äußeren Selbst als bedrohlich, schmerzhaft und zerstörerisch erscheint, ist seinem Wesen nach etwas Vergängliches. Unser wahrer Zustand ist völlige Gesundheit. Durch die Fixierung auf negative Vorstellungen jedoch entsteht Angst. Und Angst ist der große Feind jeglicher Erkenntnis, der Feind von Wahrheit und Hoffnung. Wenn wir uns aber bemühen, in jedem Augenblick unseres Lebens an Liebe und Vergebung zu denken, werden wir eine wunderbare Heilung erfahren.

Es liegt an dir

Wer seine Wahrheit in sich selbst finden will,
muss erst einfach werden.

Teresa Schuhl

Es ist ein heißer Julitag. Die Praxis ist voll, so wie immer, doch kurz vor den Ferien ist sie geradezu überlaufen. Philipp arbeitet seit drei Jahren hier, er ist ein Lichtblick an der Anmeldung und ein Ruhepol für die Patienten. Er bittet mich, in den Behandlungsraum vier zu gehen. »Frau Müller«, sagt er knapp. »Eine neue Patientin?«, frage ich. Er nickt, dann verschwindet er hinter dem Anmeldetresen. Gedankenversunken sehe ich ihm nach. Wie erwachsen er geworden ist, mein Sohn. Ich freue mich jeden Tag, dass er hier arbeitet, denn der Schöpfer hat ihm viel Geduld mitgegeben. Den Patienten begegnet er mit ausgesuchter Höflichkeit. Eine solch liebevolle, dienende Art habe ich bei keinem anderen Menschen erlebt, außer bei meiner Mutter, deren Sanftmut er geerbt hat, so wie ihre blonden Locken.

Es gibt Tage, an denen ich eine Vorahnung habe, welche Energien mir durch einen Patienten beschert werden. Solch ein Tag ist heute. Alles wirkt irgendwie schwerer. In fast zehn Jahren Heilerarbeit, täglich acht bis neun Stunden lang, habe ich alle Formen menschlicher Dramen kennengelernt und spüre oft schon vorher deren Schwingung. Ich spüre, dass sich mir Widerstände in den Weg stellen wollen. Dann öffne ich die Tür zum Behandlungsraum.

Frau Müller ist gerade im Begriff aufzustehen, doch als sie mich erblickt, lässt sie sich wieder in den bequemen Lehnstuhl fallen. »Ach«, sagt sie nur. Ich kenne diesen Gesichtsausdruck, so wie die leicht herablassende Tonlage. Mein Gott, sie ist ja viel zu jung!, denkt die Frau. Kein Arzt konnte mir bislang helfen, und auch sie wird es nicht schaffen, das unerfahrene Ding. Wir stellen uns einander vor, und ich nehme ihre Patientenkarte in die Hand. Dabei schaue ich auf ihr Geburtsdatum – Jahrgang 1954. Frau Müller ist eine attraktive, gepflegte Frau. Durch nichts lässt sie äußerlich erkennen, dass etwas sie bedrückt.

Zunächst versucht sie, mich zu beeindrucken. Schon seit längerer Zeit bewegt sie sich in der Esoterik-Szene und verweist stolz auf ihre Fähigkeiten und Diplome. »Bis zur Reiki-Meisterin habe ich es gebracht«, erklärt sie selbstsicher, »auch ein Avatar-Seminar habe ich in Amerika erfolgreich absolviert.« – »Was hat Sie dann hierhergeführt?«, will ich von ihr wissen. »Mich plagen seit vielen Jahren heftige Rückenschmerzen«, gesteht sie und fügt schnell hinzu: »Mehr Probleme gibt es aber nicht!« Es klingt abwehrend, fast warnend.

Ihre überhebliche Art kann mich nicht verunsichern. Ich bleibe in meiner Mitte und konzentriere mich darauf, ihr wahres Leiden zu erkennen. Eine Ahnung erfasst mich, ein Impuls, den ich noch nicht deuten kann. Ich weiß nur, dass ihr selbstsicheres Auftreten täuscht. Ohne auf ihre Rückenschmerzen einzugehen, erkläre ich ihr den Ablauf der Behandlung. Dann bitte ich sie, sich auf die Behandlungsliege zu legen, damit wir mit dem Heilen beginnen können. »Schließlich sind Sie ja deshalb gekommen, oder nicht?«, frage ich. Eine gewisse Unsicherheit flackert in ihren Augen auf. Einerseits ist sie bereit, sich fallen zu lassen und etwas nicht Fassbarem zu begegnen, andererseits steht ihr das Bedürfnis nach absoluter Kontrolle im Weg. Sie ist eine Meisterin im Verbergen ihrer Ängste, denke ich, und sie muss schon vor langer Zeit das Vertrauen zu sich selbst und den Menschen verloren haben.

Mit einer herrischen und etwas zu schrillen Stimme durchbricht sie meine Gedanken. »Wissen Sie«, sagt sie und erhebt sich aus dem Stuhl, »ich bin eine Spezialistin Ihres Fachs. Deshalb werde ich Sie auf die Probe stellen: Wenn meine Rückenschmerzen morgen verschwunden sind, dann können Sie wirklich heilen. Wenn ich sie aber morgen noch habe ... na ja, wie denn auch nicht?« – sie lächelt angriffslustig –, »dann sind Sie keine Heilerin. Ich habe die Schmerzen schließlich auch nicht besiegen können, obwohl ich alles über das Heilen weiß.«

IM KONTAKT MIT DEM GÖTTLICHEN FUNKEN

Ich unterdrücke einen Seufzer und denke an das volle Wartezimmer, an die vielen Menschen, die nur darauf warten, dass ich ihnen meine Hände auflege. Ich habe dieses Bild kaum in mir wahrgenommen, da erklingt ganz deutlich eine Stimme in mir: »Heilige zu heilen ist keine Kunst. Es sind die anderen, die der Heilung bedürfen.« Da ist er, mein göttlicher Funke, der mich wie ein Blitz durchfährt. Augenblicklich weiß ich, welche Worte die Heilung herbeiführen werden.

Inzwischen hat Frau Müller auf der Liege Platz genommen. Ich beginne nicht wie üblich mit einem Gebet, sondern mit einer kleinen Geschichte. Ich erzähle oft Geschichten, wenn ich heile. Alle Kinder lieben Geschichten – und tragen nicht auch Erwachsene immer noch das Kind in sich, das sie einst waren? Die Skepsis dieser Patientin, ihr Misstrauen und ihre Überheblichkeit nehme ich nicht mehr wahr. Stattdessen erfüllt mich ein tiefer Friede, und sofort finde ich Zugang zu meinen heilenden Geschichten.

Leise fange ich an zu erzählen: »Ein weiser Lama hielt eine Rede vor vielen Zuhörern. Dieser Lama hatte einen Schüler, der äußerst neidisch war und kein Vertrauen besaß.« Bevor ich weitersprechen kann, werde ich von Frau Müller unterbrochen. »Also, ich bin weder neidisch noch ihr Schüler«, sagt sie vorwurfsvoll, als hätte sie mich bei einer Unbotmäßigkeit ertappt. Jäh reißt sie mich aus meiner Versenkung. Ich atme tief durch: »Es ist nur eine Geschichte, Frau Müller. Versuchen Sie zuzuhören, mehr nicht.« Dabei lege ich ihr meine Hände aufs Herz.

Sofort wird es heiß unter meinen Händen. Es fließt, denke ich, und widme mich wieder der Geschichte. »Dieser

Schüler kam mit einem kleinen Vogel in der Hand zum Vortrag. Er sagte: ›Lama, wenn du wirklich so weise bist, sage mir, ob der Vogel in meiner Hand lebendig ist oder tot.‹ Der Schüler verfolgte damit eine List, um den Lehrer bloßzustellen. Sagte der Lama, der Vogel sei tot, würde er den Vogel fliegen lassen, und jeder sah, dass sich der weise Mann genauso täuschen konnte wie alle anderen. Sagte er, der Vogel sei lebendig, würde er ihn schnell zerdrücken. In beiden Fällen wäre der Lama in einer peinlichen Situation.«

Frau Müller lauscht nun stumm. »Der Lama jedoch war ein wirklicher Weiser«, erzähle ich weiter. »Er kannte seinen misstrauischen Schüler. Deshalb blickte er ihm tief in die Augen und antwortete: ›Es hängt ganz allein von dir ab, ob er lebt oder stirbt.‹« Es folgt ein kurzes Schweigen, und dann bemerke ich, wie sich eine ungeheure Anspannung in der Patientin löst. Plötzlich brechen die Tränen aus ihr hervor, die sich über Jahre in ihr aufgestaut haben.

»Oh, Du strahlendes Licht«, spreche ich ergriffen, »Du atmendes Leben in allem, Du führst meine Hand und bist meine Hand. Du bewahrst alle heilenden Geheimnisse, die mich sanft berühren, und grenzenlos ist Deine Gnade. Unsere Schatten werden leuchtend, wenn wir uns Dir hingeben.« Wellenartige Schauer überlaufen meinen Körper. Noch tiefer möchte ich eintauchen in diesen unbeschreiblichen Frieden, will verweilen in diesem vertrauten Gefühl des Angenommenseins. Ich habe wieder den Eindruck, alles Lebendige und alle Menschen seien durch einen einzigen Lebensfaden miteinander verbunden.

In der Stille, die nun folgt, höre ich nur die regelmäßigen Atemzüge der Patientin. Das anfängliche Misstrauen ist längst verflogen und macht einer großen Vertrautheit Platz. Sie atmet völlig ruhig. Bis in die tiefsten Tiefen ihrer Seele kann ich schauen und nehme ihre Wärme und Güte wahr. »Es ist unwichtig, ob man eine große Schwester ist oder eine kleine«, höre ich mich sagen. »Es ist unwichtig, ob man eine bedeutende Frau ist oder ein kleines Kind. Wichtig ist, dass man Freude an Gott hat, denn diese Freude verbindet uns Menschen zu einer Einheit.« Lange bleiben wir stumm. Dann öffne ich die Augen und sage mit kaum hörbarer Stimme, um die Magie des Augenblicks nicht zu zerstören: »Bleiben Sie noch einen Augenblick liegen, Frau Müller.« Sanft berühre ich ihre Schulter, wende mich ab und verlasse den Raum.

Frau Müller kam einige Wochen später noch einmal. Wir sprachen nicht darüber, was bei der Behandlung geschehen war. Stattdessen erzählte sie mir, dass sie jetzt einmal in der Woche in ein nahe gelegenes Altenheim gehe und sich dort Menschen widme, die niemand mehr besucht. Ihre Augen strahlten. »Wenn ich wieder nach Hause gehe, fühle ich einen tiefen Frieden in mir«, sagte sie. »Und Ihre Rückenschmerzen?«, fragte ich. »Ach«, winkte sie ab, diesmal mit einem liebevollen Unterton, »es gibt wichtigere Dinge.«

Sie hat es verstanden, dachte ich glücklich. Sie hat begriffen, dass Heilen keine Berührung mit einem Zauberstab ist, der eine Krankheit einfach in Luft auflöst. Es geht um die Haltung, um die Ablösung von Masken, um eine innere Freiheit, durch die man sich öffnen kann. Dass dabei Schmerzen genommen werden, ist nur ein Aspekt der Heilung. Viel wichtiger ist es, dass die Krankheit unser Augenmerk auf die geistige Ebene richtet.

Das Irdische kann uns dem wahren Wesen des Ichs entfremden und uns glauben machen, das Materielle sei alles, wonach wir streben sollten. Viele ahnen das und versuchen ihr Heil in spirituellen Praktiken, so wie auch Frau Müller. Umso enttäuschter sind sie dann, wenn all die Seminare und Treatments nichts ändern, wenn weder regelmäßige Meditationen noch teure Esoterik-Kurse ihre Seele befreien.

Durch meine eigene Erfahrung weiß ich: Meditieren auf die Schnelle, Bilder auf Knopfdruck und Gott auf Bestellung sind der falsche Weg. Der Wunsch, Gott durch Meditation zu finden, kann nicht eingelöst werden zwischen Computer und Handy, zwischen Waschmaschine und Fernseher. Im Gegensatz zu den spirituellen Traditionen Asiens haben wir keine Kultur, die solche Praktiken in den Alltag einbettet. Es ist wesentlich sinnvoller, eine Stunde im Wald spazieren zu gehen und wirklich zur Ruhe zu kommen. Oder sich in die Badewanne zu setzen und sich zu entspannen. Selbst Lachen und Tanzen kann eine sinnvolle Form der Besinnung sein.

Frau Müller war das eindrückliche Beispiel für eine Spiritualität, die an der Oberfläche blieb. Ihre Diplome, auf die sie so stolz war, befriedigten ihren Verstand, erreichten aber nicht ihr Herz. Deshalb blieb es kalt, deshalb verbreitete sie eine kühle Atmosphäre. Als sie zu mir kam, konnte sie sich nicht lieben. Sie hatte ein bestimmtes Bild von sich, an das sie sich klammerte und das sie für Selbstbewusstsein hielt. Doch wie der Begriff »Selbst-Bewusstsein« schon andeutet, geht es darum, dass man sich seiner selbst bewusst wird, und zwar seiner liebenden, gebenden Anteile. Was sie heilte, war der liebende Zugang zu sich selbst. Sonst wäre sie nie auf die Idee gekommen, in ein Altenheim zu gehen und einsame Menschen zu besuchen, statt länger um sich selbst zu kreisen.

Dienen ist der größte Akt der Heilung. Alles, was sie gelernt hatte, brauchte sie im Grunde gar nicht – weder die Kunst des Reiki noch die Geheimnisse der Avatare. Wer die Wahrheit in sich selbst finden will, kann auf komplizierte Fortbildungen verzichten. Er muss einfach werden, einfach wie ein Kind. Denn auch die Wahrheit ist einfach: »Wenn ihr nicht werdet wie die Kinder, so werdet ihr nicht ins Himmelreich kommen«, heißt es schon in der Bibel. Die kindliche Reinheit der Seele ist es, nach der wir suchen müssen.

Leider sind wir von einer Medienwelt umgeben, die uns unaufhörlich mit negativen Dingen konfrontiert. Nur schlechte Nachrichten sind gute Nachrichten, lautet hier der Grundsatz. Und auch wir selbst gefallen uns häufig in einer negativen Haltung. Achtlos überlassen wir uns destruktiven Energien wie Angst, Trauer, Groll und Missgunst. Das erzeugt Spannungen, auf die der Körper oft mit Krankheiten reagiert. Sie sind nichts anderes als der Ausdruck niedrig schwingender Energie. Und je niedriger die Schwingungen eines Menschen sind, desto weniger steht er im Licht und desto schwerer trägt er an seinem Leben.

Wohl jeder von uns hat es schon erlebt: Wenn viele negative Eindrücke auf uns einstürzen, mehr, als wir verarbeiten können, dann bedeutet das einen starken Verlust an Lebenskraft. Wir fühlen uns ausgebrannt. Auch traumatische Erlebnisse, wie verlassen zu werden, der plötzliche Tod eines geliebten Menschen oder Missbrauch in der Kindheit bilden eine dichte Barriere, die uns immer wieder blockiert. Nur ein hohes Maß an positiver Energie vermag uns aus diesen Eingrenzungen zu befreien.

Aus eigener Erfahrung weiß ich: Eine sehr große Hilfe ist es, den Menschen zu vergeben, die uns Leid zugefügt haben, oder selbst um Vergebung zu bitten, wenn wir falsch gehandelt haben. Verzeihen heißt für mich, den Fehler des anderen oder meinen eigenen Fehler zu akzeptieren. Doch oft scheint uns die Vergebung unmöglich. Dann brauchen wir Hilfe. Kommen wir mit liebender Energie in Berührung, so wird sie unserem Empfinden und unseren Handlungen eine neue Prägung geben. Gerade in persönlichen Wandlungsphasen, die häufig von Krankheiten oder Schicksalsschlägen begleitet sind, werden wir durch die Berührung mit dem Heiligen in der Heilkunst gestärkt und erhalten Einsicht in die gerade jetzt notwendigen Schritte. Darin liegt der tiefe Sinn des geistigen Heilens.

Es bedarf eines gewissen inneren Kraftaktes, um sich aus den Verstrickungen unserer der Materie so ganz und gar verhafteten Welt zu lösen, um geistig zu wachsen und wirkliches Glück zu erfahren. Andernfalls versinken wir immer weiter in den Niederungen von Ablenkungen und Oberflächlichkeiten. Die daraus resultierende Unzufriedenheit hindert uns daran, den Sinn unseres Lebens zu erkennen und damit unsere Bestimmung als spirituelle Menschen. Beim geistigen Heilen sehen wir jedoch Dinge, die dem Auge normalerweise verborgen bleiben – weil die Grenze zwischen Geist und Materie durchlässiger wird.

Allerdings ist unser Kontakt mit der lichtvollen Energie des geistigen Heilens nicht nur auf den Sinn des Lebens ausgerichtet. Mit liebender, gar mit göttlicher Energie in Berührung zu kommen – wie sollte das anders wirken denn als Schutz in unserem ganz alltäglichen Leben? Schutz vor dunklen und angstvollen Energien bedeutet Vorbeugung in jeder Hinsicht, daher hat die Berührung mit hoher Energie auch schützende, vorbeugende Wirkung gegen körperliche Erkrankungen. Das ist der Grund, warum wir uns der Spiritualität zuwenden sollten.

Je intensiver ich mich in schmerzvollen Lebenssituationen zum Licht hinwendete, desto klarer wurden mir diese Zusammenhänge. Ich erkannte, dass das göttliche Licht im menschlichen Leben zum strahlenden Zentrum werden muss. Ohne göttlichen Schutz bleiben wir angreifbar und sind der Dunkelheit ausgeliefert.

Die göttliche Liebe war es, die meine Dunkelheit und Enge aufbrechen ließ. Und sie war es auch, die mich vor jenen negativen Energien schützte, die mir während meiner persönlichen Wandlung entgegenschlugen. Ich lernte, dass ich mich nicht mit einer eisernen Rüstung, mit Amuletten oder Symbolen schützen konnte. Mein Schutz waren nun das Licht und die Liebe.

Ich gebe zu, dass diese Sichtweise ungewohnt ist. Schwäche kann Stärke bedeuten? Demut bedeutet Erhöhung? Ja! Liebe und Demut sind die stärksten Waffen der Welt. Und so soll auch die wahre Weiblichkeit aussehen? Ja, ist meine Antwort, und wenn wir dies verinnerlichen, entdecken wir eine nie gekannte Kraft zur Veränderung.

7. Kapitel

KRANKHEIT UND FAMILIEN-KONFLIKTE: AUSSÖHNUNG MIT DEN EIGENEN WURZELN

»Ich habe Brustkrebs«, erwidert eine Patientin auf meine übliche Frage, was sie zu mir geführt hat. »Nachdem ich die Chemotherapie hinter mir habe und der Befund sich nicht gebessert hat, will ich alternative Möglichkeiten nutzen. Deshalb bin ich hier.« Sie hält inne und schaut auf ihre Fingerspitzen. Plötzlich beginnt sie zu schluchzen, und nach einer kurzen Pause fährt sie fort: »Doch mich bedrückt schon seit Langem etwas ganz anderes – mein katastrophales Verhältnis zu meiner Mutter. Ich hasse sie!«

Ihr Gesicht ist verzerrt, ihre Stimme klingt hart und anklagend. Was hat ihre Mutter ihr nur angetan? Warum wird das Verhältnis von Hass statt von Liebe regiert? Dramatische Vorfälle sind es nicht, von denen sie mir erzählt. Vorwürfe stehen im Raum: verweigerte Liebe, Missachtung, fehlender Respekt. Es ist nicht das erste Mal, dass ich solche Geschichten höre – Geschichten von misslingenden Beziehungen zwischen Eltern und Kindern, vor allem aber von erbitterten Kämpfen zwischen Müttern und Töchtern. Immer häufiger fällt mir auf, dass sich die Erfahrungen der Frauen ähneln. Die meisten Patientinnen hadern mit ihren Müttern, gleichzeitig hadern sie mit ihrer Rolle als Frau. Sollte da ein Zusammenhang bestehen?

Das sogenannte Mammakarzinom ist ein bösartiger Krebs, der in hohem Maße Metastasen bildet. Viele – wenn auch nicht alle – Frauen, die mit dieser Krankheit zu mir kommen, sprechen über die Schwierigkeit, ihre mütterlichen Eigenschaften zu akzeptieren. So baut sich eine starke innere Spannung auf – seelisch und körperlich. Sie ist ein untrügliches Zeichen dafür, dass eine Frau weder ihre Mutter noch ihre eigene Weiblichkeit annehmen kann. In meiner Heilerpraxis konnte ich dies über viele Jahre beobachten.

Vorsichtig erkundige ich mich nach ihrem Selbstbild als Frau. Sie runzelt die Stirn. »Was hat das mit meiner Krankheit zu tun?«, fragt sie unwillig. »Vermutlich eine ganze Menge«, erwidere ich. »Oft kämpfen Frauen einen verborgenen Kampf gegen ihre weibliche, verletzliche Seite, ohne es bewusst wahrzunehmen. Die sanfte Seite unserer Weiblichkeit empfinden wir als Schwäche. Doch sie ist in unserer Natur angelegt, um den Samen des Lebens zu empfangen und ihn in uns wachsen zu lassen, damit wir dem Leben dienen. Wird diese weibliche Stärke als Schwäche wahrgenommen, fordert sie uns heraus. Dieser Prozess läuft oft nur in tief verborgenen Schichten ab. Viele Frauen mussten von Kind an lernen, ihre Gefühle zu verleugnen. Nur selten wurde ihnen wahrhaftige Achtung von ihren Vätern, Brüdern und Ehemännern entgegengebracht. Meist betrachtete man sie eher als Dienerinnen. Diese lebensverneinenden Gefühle einer unterdrückten Weiblichkeit übertragen die Mütter oft schon bei der Geburt unbewusst auf ihre Töchter.«

Die Patientin zuckt zusammen. Offenbar habe ich gerade den Finger in die Wunde gelegt. Oh, wie gut kenne ich dieses Gefühl! Habe ich nicht selbst früher meiner Mutter Vorwürfe gemacht? Weil ich die Weiblichkeit in mir nicht ertrug, lehnte ich auch meine Mutter ab. Sie lebte mir genau das vor, was ich in mir nicht akzeptieren wollte. Wie oft habe ich ihr vorgeworfen, dass sie sich selbst vor lauter Aufopferung vergisst. Was ich damals noch nicht ahnen konnte:

Gerade das bewusste, aktive Dienen macht die Stärke der Frauen aus.

»Wir haben immer die richtigen Mütter«, erkläre ich leise und schaue die Frau liebevoll an. »Sie heilen mit ihrer Liebe unsere Wunden aus gegenwärtigen und vergangenen Zeiten. So hängt auch Ihre eigene Heilung sehr von der Liebe zu Ihrer Mutter ab.«

Für die Patientin sind meine Worte eine bittere Erkenntnis. Ich sehe ihr an, wie sehr sie sich vor diesem heiklen Thema fürchtet. Panisch fragt sie: »Aber was soll ich denn tun? Ich empfinde absolut nichts für meine Mutter. Gibt es nicht einen anderen Ausweg?« Behutsam mache ich sie mit dem Gedanken vertraut, dass ihre Krankheit auch eine Lösung in sich trägt: »Sie können auf Ihre Mutter zugehen. Wenn Sie sich befreien wollen, können Sie nur diesen Weg gehen. Auch das gehört zur alternativen Heilung«, erkläre ich. »Suchen Sie nach den positiven Anteilen Ihrer Mutter. Suchen Sie beharrlich danach, denn bestimmt hat sie auch etwas Liebenswertes an sich.«

Zweifelnd sieht sie mich an. »Aber was ist, wenn sie mir diese Liebe nicht gibt?« – »Derjenige macht den ersten Schritt, der dieses Prinzip erkennt«, antworte ich. »Auch Ihre Mutter ist die nicht geliebte Tochter ihrer eigenen Mutter. Doch irgendwann muss jemand als Erster den schmerzhaften Kreislauf durchbrechen. Wenn Sie gesund werden wollen, so ist es nun an Ihnen, diesen erlösenden Schritt zu tun.« – »Werde ich dann wirklich wieder gesund?«, fragt sie. Ich nicke. »Viele Schulmediziner behaupten, Krebszellen seien bösartig. Das sehe ich etwas anders. Krebszellen sind ein Ausdruck von niedrig schwingender, negativer Energie. Finden Sie jedoch die Wurzeln der Liebe bei Ihrer Mutter, dann hören Ihre kranken Zellen auf, sich chaotisch zu verhalten. Und Sie werden entdecken, welch heilende Energien Ihre Weiblichkeit in sich trägt.«

»Heißt das, ich soll ihr – verzeihen?« Es entgeht mir nicht, wie ungeheuerlich diese Vorstellung für sie ist. »Ich denke schon, doch es bedarf nicht nur eines Lippenbekenntnisses«, erwidere ich. »Wirklich verziehen haben Sie Ihrer Mutter, wenn Sie in sich gehen und aus tiefem Herzen sagen können: ›Mama, es ist schön, dass du da bist. Ich hab dich lieb.‹ Wenn dieses Gefühl Sie so sehr überwältigt, dass Ihnen die Tränen kommen, dann haben Sie ihr verziehen.«

Mutlos schlägt die Patientin die Augen nieder: »Ich bin nicht sicher, dass ich das schaffe.« – »Sie müssen nicht jeden Tag mit ihr Kaffee trinken«, beruhige ich sie. »Es reicht, wenn Sie sich eingestehen, dass Sie beide auf der Suche nach Liebe sind. Und dass es eine unzerstörbare Bindung zwischen Ihnen gibt.« Als sie nach der Behandlung geht, wirkt sie erleichtert. Dann dreht sie sich noch einmal um. »Woher wissen Sie das alles?«, fragt sie. »Ich habe Ihnen vieles aus meinem eigenen Leben erzählt«, antworte ich.

VERBINDUNGSLINIEN ZWISCHEN KÖRPER UND SEELE

Der Weg zum Verständnis der Krankheit liegt nicht immer so klar vor meinen Augen. Doch im Laufe der Zeit habe ich ein großes Vertrauen in die Möglichkeit gewonnen, Verbindungslinien zwischen Körper und Seele zu erkennen. Aus spiritueller Sicht zeigen sich die Dinge oft anders, als die Schulmedizin sie sieht. Nicht selten verschwinden jahrelange Schmerzen schon nach einer einzigen energetischen Behandlung. So kann beispielsweise die Leber reagieren, wenn Leid, Kränkungen und Schuldgefühle nicht verarbeitet werden. Und rheumatische Beschwerden sind häufig ein Zeichen dafür, dass Familiengeheimnisse seit Generationen unter den Teppich gekehrt werden. Schmerzen unsere Knie, dann können wir vielleicht ein Trauma aus der Kindheit nicht verarbeiten.

Jeder Mensch hat seine individuelle Geschichte, und selten ist sie frei von Leid. Seit frühester Kindheit fühlen sich viele von ihren Eltern zurückgesetzt, vernachlässigt, gedemütigt oder sogar bedroht. Doch es nützt nichts, sich an Vorwürfe zu klammern. Stattdessen muss jeder seine Geschichte annehmen, mit allen Höhen und Tiefen. Das ist sicherlich das Schwerste, was uns auferlegt wird. Ich kenne kaum jemanden, der ein völlig ungetrübtes Verhältnis zu seinen Eltern hat. Manch einer sehnt sich sogar danach, in Wirklichkeit ganz andere Eltern zu haben – die perfekten Eltern eben, stark, liebevoll und mit einem riesengroßen Herzen. Sehnen wir uns nicht alle danach, endlich von unserer Mutter bedingungslos geliebt zu werden? Hoffen wir nicht insgeheim, dass wir uns in ihre Arme fallen lassen dürfen, wenn wir sie einmal wirklich brauchen?

Wie viele Greise habe ich erlebt, die auf den Pflegestationen der Altenheime nach ihrer Mutter riefen. »Mami, bitte hilf mir«, riefen sie, »ich will nach Hause!« Doch wir müssen uns selbst helfen und damit beginnen, solange wir noch alle geistigen und emotionalen Fähigkeiten dazu haben. Dann können wir alte Grenzen aufheben und den Mut aufbringen, uns mit den dunklen Bereichen zu konfrontieren, die wir erlösen müssen. Wenn dies nicht beizeiten geschieht, wird der Weg immer schwerer. Erlösung bedeutet nichts anderes, als Licht in die dunklen Seiten unseres Wesens zu bringen. Erst wenn uns das gelingt, können wir zu unserem wahren Selbst gelangen. Das ist der eigentliche, der ursprüngliche Sinn unseres Lebens.

Jedem, der mit seinen Eltern hadert, möchte ich deshalb ans Herz legen: Bevor du nicht Frieden mit deinen Eltern geschlossen hast, wirst du auch im Leben keinen Frieden finden. Geh zu ihnen und sage: »Nehmt mich in den Arm, egal, was wir einander angetan haben.« Auch ich gelangte irgendwann an diesen Punkt, und er markierte eine entscheidende Wende in meinem Leben. Sechs lange, stumme Jahre lang hatte ich jeden Kontakt mit meinen Eltern gemieden. Es war äußerst bequem gewesen, ihnen die gesamte Verantwortung für meine Probleme zuzuschieben. Doch wohl fühlte ich mich nicht dabei. Ich fühlte mich abgeschnitten und erkannte, dass mein Unbehagen nur an mir selbst lag. Manchmal stand ich vor ihrem Haus und betrachtete es sehnsüchtig, bis Stolz und Schmerz, Ablehnung und Zweifel wieder überhandnahmen. Ich war unfähig, zu ihnen zu gehen. Dann schlich ich mich mit gesenktem Kopf und schwerem Herzen wieder davon.

Doch eines Tages war ich so weit. Ich konnte nicht länger warten, denn die innere Qual war zu groß geworden. Mir war klar geworden, dass dieser Konflikt mein Lebensthema war und dass ich es niemals würde bewältigen können, wenn ich weiterhin auf der Distanz zu meinen Eltern beharrte. Kein Psychologe, keine Therapie und kein Medikament würden mir helfen. Ich zitterte, als ich vor ihrer Haustür stand und klingelte. Mein Vater öffnete, und unter Tränen sagte ich: »Papa, nimm mich bitte in den Arm.« An diesem Tag versöhnte ich mich mit meinen Eltern, und die lähmende Angst, nicht geliebt zu werden, fiel von mir ab.

Augenblicklich erkannte ich, dass ich die liebsten Eltern der Welt habe, dass sie mich immer von ganzem Herzen geliebt hatten und immer lieben werden. Ich sah, dass meine Eltern Tag und Nacht für mich gebetet und gehofft hatten, ich würde den Weg nach Hause wiederfinden. Das Schloss an ihrer Tür hatten sie nie ausgewechselt, weil sie wussten, dass ich den Schlüssel noch besaß und eines Tages durch diese Tür kommen würde. Sie haben die Liebe unter ihren vier Kindern immer gerecht verteilt. Mit großer Sicherheit erkannten sie stets, wer von uns Kindern mehr Halt brauchte und wen sie loslassen mussten.

Plötzlich konnte ich beiseitelassen, dass mein Vater manchmal rechthaberisch und bestimmend gewesen war. Stattdessen verstand ich, dass seine Strenge mir auch gutgetan hatte.

Und auch meine Mutter sah ich in einem neuen Licht. Ich hielt mich nicht länger mit dem Vorwurf auf, dass sie selten Zeit für mich gehabt hatte, sondern erinnerte mich daran, dass sie ihre Liebe eben auch zeigte, wenn sie einen Kuchen backte oder das Haus fegte. Nie würde sie mit leeren Händen zu jemandem kommen, und nie würde sie jemanden mit leeren Händen gehen lassen – die Verkörperung der Urmutter, die unendlich viel Leid auf sich nimmt und in sich trägt, ohne sich jemals etwas anmerken zu lassen.

Liebe, Tapferkeit, Tugend, das war es, was sie ausmachte. Auf ihre Art hatte sie mir immer wieder etwas Kostbares geschenkt. Viel zu lange hatte ich sie an den Maßstäben der Leistungsgesellschaft gemessen, am Bild unabhängiger, berufstätiger Frauen, die auf ihren sogenannten gesunden Egoismus pochten. Verglichen damit schien meine Mutter schwach zu sein. In Wahrheit aber lag in ihrer Demut eine ungeheure Stärke.

All das konnte ich ihr endlich sagen, als ich nach sechs Jahren des Schweigens wieder vor ihr stand. Ich ahnte: Wenn ich mich länger weigerte, die Einheit zwischen Eltern und Kindern anzuerkennen, dann bliebe ich zerrissen. Wenn sich die gestörte Verbundenheit nicht heilen ließe, würde ich mich niemals selbst lieben können. Ich würde für immer den negativen Aspekt meiner Familie leben und genau jene Eigenschaften annehmen, die ich doch zutiefst ablehnte. Ich würde immer mehr zu dem, was ich am heftigsten an meinen Eltern ablehnte, weil ich mich blindlings darauf fixierte.

Meine Eltern gaben mir nicht die intellektuelle Bildung, nach der ich lange suchte. Doch sie legten den Samen der Liebe in meine Seele. Sie lehrten uns Kinder nicht Lesen und Schreiben, doch sie lehrten uns, einander zu vertrauen, statt uns mit Neid zu begegnen. Auch wenn ich heute meine Geschwister nicht regelmäßig sehe, so lebe ich doch in der Gewissheit, dass wir sofort füreinander da sind, wenn einer den anderen braucht.

AUFLEHNUNG UND AKZEPTANZ

Jeder Mensch hat beides in sich, die Schwächen und die Stärken, und mit dieser Tatsache müssen wir uns anfreunden. Es ist ein normaler Vorgang, dass man spätestens in der Pubertät beginnt, die Eltern äußerst kritisch zu betrachten. Ein Abnabelungsprozess setzt ein, und er hat eine äußerst gesunde und reinigende Funktion: Wir nehmen uns als Individuen wahr, erproben unsere Unabhängigkeit und entwerfen eigene Vorstellungen, wie wir leben möchten. Wir müssen uns vom Elternhaus lösen, um zu wachsen und eine eigenständige Entwicklung durchlaufen zu können. Die Eltern werden uns fremd, und das bekräftigen wir durch unzählige Reibereien und Auseinandersetzungen, in denen wir uns unseres Standpunktes vergewissern.

Interessanterweise bleiben heute viele Menschen, vor allem Frauen, in diesem Stadium stecken. Die Pubertät wird zu einem Dauerzustand, bis ins hohe Erwachsenenalter hinein. Das Verhältnis zu den Eltern entspannt sich nicht, es bleibt verhärtet und oft feindselig. Fronten bauen sich auf, Aggressionen bleiben ungelöst – der Prozess der Reifung stagniert und schlägt schließlich in Unreife um. Viele schämen sich ihrer Eltern. Sie finden sie peinlich und verstecken sie vor ihren Freunden, um nur ja nicht mit ihnen identifiziert zu werden.

Eine ganze Generation weigert sich, erwachsen zu werden. So wie die Spuren des Alters auch äußerlich eliminiert werden, wird das innerliche Erwachsenwerden versäumt. Die verleugnete Herkunft verhindert, dass eine innere Souveränität erwacht. Werden diese Defizite offenbar, begeben sich viele Menschen in Psychotherapie, wo sie nach den Ursachen ihrer Unausgeglichenheit fahnden. Auch mir schien das richtig zu sein. So manche Stunde verbrachte ich bei Therapeuten und sprach über meine Konflikte, bemerkte aber bald, dass sie nicht kleiner, sondern größer wurden. Wie Gebirge türmten sie sich vor mir auf, und meine Eltern wurden mir fremder denn je.

Keine Psychotherapie, keine Psychoanalyse konnte mir helfen. Ich habe alles abgebrochen, weil ich feststellte, dass die Theorien, die mir dort nahegebracht wurden, nicht mit dem übereinstimmten, was ich fühlte. Die kühle Logik, die mir in den Therapiegesprächen meist entgegenschlug, heilte nicht meine innere Zerrissenheit. Heil werden jedoch können wir nur durch die Offenlegung unserer Gefühle. Es war so einfach: In dem Moment, als ich meine Eltern wieder lieben konnte, sah ich ihre guten Eigenschaften.

Mein Vater ist ein wahrhaftiger und mutiger Mensch. Ich habe nie erlebt, dass er jemals gelogen hätte. Wenn Besuch kam, sagte meine Mutter: »Bitte, zieh dich schön an, trag doch deinen guten Anzug!« Doch er erwiderte nur: »Nein, sie kommen zu mir, um mich zu besuchen, ganz egal, wie ich gekleidet bin. Wenn es ihnen nicht passt, sollen sie gehen, und sei es der Bundeskanzler höchstpersönlich. Ich bin, wie ich bin, ich verbiege mich nicht.« Wie peinlich fanden wir Kinder es, wenn er dann in seinem Arbeitshemd Besuch empfing. Mit liebenden Augen kann ich darin hingegen seine aufrechte Haltung erkennen, in der ich mich wiederfand.

An meiner Mutter störte mich dagegen ihre Form der Gläubigkeit, die endlosen Kirchgänge, mit denen sie ihre knappe Freizeit scheinbar vergeudete. Im Licht der Liebe dagegen respektierte ich ihre Demut und ihre klaglose Hingabe an Gott, die sie auf ihre eigene, traditionelle Weise zeigte. So konnte ich mich ihr schließlich vorbehaltlos zuwenden. Ich durfte mich wieder zu Hause fühlen, ohne auch nur einen Millimeter meiner eigenen Persönlichkeit zu verraten.

In der Bibel erzählt Jesus das Gleichnis vom verlorenen Sohn. Der trennt sich im Streit von seinem Vater und begibt sich auf eine jahrelange Wanderschaft. Nach und nach verprasst er sein Erbe, bis er sich schließlich als Schweinehirt durchschlagen muss. Auch für ihn ist es eines Tages so weit: Reumütig kehrt er heim, zerlumpt und erschöpft.

Und sein Vater? Kein Wort des Vorwurfs kommt über seine Lippen, nein, er ist außer sich vor Freude. Überschwänglich schließt er den Sohn in die Arme, schlachtet ein Schaf und richtet ein rauschendes Fest aus. Die anderen Geschwister murren, vor allem der ältere Bruder beschwert sich beim Vater, warum er ausgerechnet den Abtrünnigen so festlich empfängt. Darauf sagt der Vater: »Freue dich über die Rückkehr deines Bruders, der tot war und wieder lebendig geworden ist.«

Wie klar und deutlich sind diese Worte. Wer mit seinen Eltern bricht, unterdrückt auch einen Teil von sich selbst. Er verleugnet mit seiner Herkunft auch seine Identität und seine Wurzeln. Das kostet unendlich viel Energie. So ist es kein Wunder, dass viele Menschen Umwege gehen und versuchen, ihre verlorene Energie mithilfe spiritueller Praktiken wiederzugewinnen. Sie reisen in Klöster, sie lassen sich auf Channeling und Chakrenmeditation ein. Doch es ist eine Illusion, zu glauben, dass man die Chakren allein durch Meditation öffnen könnte. Jedes Chakra enthält zugleich eine konkrete Aufgabe. Bevor man zum Kronenchakra gelangt, sollte man zunächst das Thema des Wurzelchakras klären: die Beziehung zu Mutter und Vater, der Urwurzel in uns.

Dann folgt der nächste Schritt, die Beziehung zum Partner, zum Kind, zu den Freunden, bis man am Ende seinem ureigenen Ich begegnet. Die Entwicklung dahin leitet eine unschätzbar wertvolle Wandlung ein, die das gesamte Menschsein verändert. In dieser Wandlungsphase kann es durchaus sein, dass wir erst einmal zurückgeworfen werden. Längst Vergangenes bricht schmerzlich auf, und wir sind verunsichert.

HEILENDE SCHMERZEN

So erging es auch einer Frau, die mit verschiedenen Beschwerden in die Praxis kam. Nach der zweiten Behandlung sagte sie vorwurfsvoll: »Es geht mir so schlecht wie nie zuvor! Mir tut alles weh, auch an Stellen, an denen ich noch nie Schmerzen gehabt habe.« Natürlich machte sie mich dafür verantwortlich und war sehr aufgebracht. Ich erklärte ihr, dass durch das geistige Heilen, das mit Liebe geschieht, niemals Schmerzen ausgelöst werden könnten, es sei denn, sie sind bereits in uns gespeichert. Abwehrend schüttelte sie den Kopf. »Trotzdem: Ich fühle mich so krank wie noch nie!« – »Berührt uns das Licht, so zeigen sich Wunden, oft sehr alte Wunden«, sagte ich. »Dann spüren wir sie noch einmal, manchmal sogar in der gleichen Intensität wie damals, als man sie uns zufügte. Diese Schmerzen haben einen tiefen Sinn, wie bei einer Geburt. Dieser Geburtsschmerz legt in uns eine ungeheure Kraft frei, die wir für die Heilung brauchen, so wie die Eruption eines Vulkans mit der Lava die Erde erneuert. Unsere Schmerzen erneuern uns, wenn sie das Licht erblicken.« Die Patientin zuckte die Achseln. »Da liegen Sie falsch. Es gibt keine alten Verletzungen.« Ich erwiderte nichts darauf und bat sie, ein paar Tage abzuwarten.

Als sie das nächste Mal vor mir saß, war sie völlig aufgelöst. Weinkrämpfe schüttelten sie, sodass sie kaum sprechen konnte. »Ich habe es nicht mehr gewusst«, schluchzte sie, »ich hatte es einfach verdrängt. Aber ich habe mit meinen Geschwistern gesprochen, und plötzlich kehrte die Erinnerung zurück. Mein Vater war Alkoholiker. Wenn er getrunken hatte, schlug er mit einem Stock auf uns Kinder ein: da und da und da …« Sie zeigte auf die Körperstellen, die nach der Behandlung geschmerzt hatten. Wimmernd sagte sie immer wieder: »Ich hatte es vergessen, ich hatte es vollkommen vergessen!«

Zart streichelte ich ihren Arm. Was sie erlebt hatte, war das Schlimmste, was Eltern ihren Kindern antun können: Gewalt ohne Grund, aus dem Nichts heraus. Jede Gewaltanwendung ist schrecklich. Doch wenn ein Kind aus heiterem Himmel Prügel bezieht, ist es völlig hilflos. Würde es sich um eine Strafe handeln, könnte es sich wenigstens mit den Gründen auseinandersetzen. So aber ist das Erlebnis nicht nachvollziehbar und bleibt unaufgelöst. Alles, was das Kind fühlt, ist die Willkür der Gewalt. Deshalb schließt es diesen Schmerz tief in sich ein, bis er durch eine Behandlung noch einmal an die Oberfläche gerät. So erlebte es auch diese Patientin. Erst als sie die verdrängten Verletzungen noch einmal durchlitt, konnte sie verstehen, was damals geschehen war. Die Erinnerung war Bewusstwerdung und Vergebung zugleich.

Es heißt, die Zeit heile alle Wunden. In Wahrheit stillt sie nur die Blutung, während die Wunden tief in unseren Herzen offen bleiben. Wir können sie nur so lange vergessen, bis sie wieder aufbrechen und an die Oberfläche geraten, wo sie Schmerz und Leid auslösen. Sie gebieten der Hektik unseres Lebens Einhalt und fordern uns zur Besinnung auf. Wir müssen uns dann nach innen wenden und einen Prozess durchlaufen, den ich »die dunkle Nacht der Seele« nenne. Denn nur in der Dunkelheit erkennen wir, was das Licht bedeutet.

Das betrifft wesentlich auch unsere Beziehung zu den Eltern. Hatte nicht auch ich meine Schmerzen und meine Trauer noch einmal in aller Heftigkeit durchlebt, als Kälte, als Missachtung? Bis ich begriff: Genau das, was ich meinen Eltern vorwarf, hatte ich mir selbst zu eigen gemacht. Ich wurde kälter und rücksichtsloser, als sie es jemals gewesen waren. Als ich das erkannte, war ich frei für die Vergebung – und frei, meine besten Seiten auszuleben. Je besser ich meine Mutter verstand, desto leichter konnte ich die liebende Seite in mir annehmen und meinem Sohn in neuer Weise eine Mutter sein. Es war die schönste und wichtigste Lehre meines Lebens: bedingungslos lieben, mit Freuden dienen, meinen Sohn mit größter Achtsamkeit beschützen und tragen. Und noch etwas geschah: Nun konnte ich meine Liebe auch all jenen entgegenbringen, die sich Heilung von mir erhofften.

Mütter

Ich liebe die Gesänge der Frauen,
die sich anhören wie Klagen.
Und doch klagen sie nicht.
Sie verbinden ihren Geist mit der Mutter der Erde
und dem Vater des Himmels.
Sie tragen all ihren Schmerz in sich,
so wie der Himmel die Sterne in sich trägt.
Mit ihrer Liebe wärmen sie ihre Kinder,
so wie die Sonne alles wärmt.
Mit ihrer Geduld trösten sie
die Traurigen und die Kranken, so wie der Mond
uns tröstet in einer dunklen, kalten Nacht.
Ich liebe die Gesänge der Frauen,
die sich anhören wie Klagen.
Und doch klagen sie nicht.
Schweigt, wenn ihr leidet, und fühlt nur den Schmerz
der Mutter, denn sie trägt ihn mit Würde.
Sie nimmt sich die Kraft des Geistes,
kniet nieder, erhebt sich und liebt.
Ich liebe die Gesänge der Frauen, die sich anhören
wie Klagen. Und doch klagen sie nicht.

8. Kapitel

STARKE FRAUEN: AUF DEM WEG ZUR WAHREN WEIBLICHKEIT

Haben wir Frauen nicht viel erreicht? Oberflächlich betrachtet, gehen wir freier und selbstbewusster denn je durchs Leben. Doch hinter ihrer stolzen Fassade sind viele Frauen unfähig, sich ihrem Partner und ihren Kindern hingebungsvoll zu öffnen. Was ich täglich in der Praxis erlebe, spricht für eine erschütternde Selbstvergessenheit dieser Frauen. Sie wissen nicht, wer sie sind. Sie haben keinen Zugang zu ihren weiblichen Stärken. Dieser blinde Fleck verdrängter Weiblichkeit ist es, der dann zu schwerwiegenden körperlichen Störungen führt. Äußerlich sieht man es den Frauen meist nicht an, denn paradoxerweise tun sie gleichzeitig alles dafür, einem betont weiblichen Schönheitsideal zu entsprechen. Während ihre Seele das Frausein ablehnt, verwandeln sie sich in gefällige Weibchen, mit künstlich aufgepumpten Brüsten und faltenlos gespritzten Gesichtern. Es ist, als würden sie sich als Frauen verkleiden.

Aber Schönheit und Weiblichkeit sind nicht dasselbe, auch wenn uns das in Zeitschriften und Fernsehsendungen, in Werbespots und Anzeigen täglich suggeriert wird. Die Medienbilder reduzieren Frauen auf Äußerlichkeiten und machen sie zu Objekten, als müssten sie jederzeit für die männliche Lust verfügbar sein. Umso härter trifft es Frauen, die diesem Bild nicht entsprechen.

Vor einiger Zeit behandelte ich eine Krebspatientin, die

gerade eine Chemotherapie hinter sich hatte. Alle Haare waren ihr ausgefallen. Sie fühlte sich furchtbar unattraktiv und unweiblich. Deshalb erzählte ich ihr die Geschichte von der Hässlichkeit und der Schönheit: »Die Hässlichkeit überlegte einst, was sie tun könnte, um akzeptiert zu werden. Schließlich ersann sie eine List, ging zu der Schönheit und fragte: ›Schönheit, willst du mit mir schwimmen gehen?‹ Die Schönheit antwortete: ›Warum nicht?‹, und so schlenderten sie gemeinsam zum Strand. Dort legten sie ihre Kleider ab und schwammen hinaus ins Meer.

Nach einer Weile kraulte die Hässlichkeit unbemerkt zurück, zog in Windeseile die Kleider der Schönheit an und machte sich aus dem Staub. Als die Schönheit an den Strand zurückkehrte, suchte sie vergeblich nach ihren eigenen Kleidern. So blieb ihr nichts anderes übrig, als die Kleider der Hässlichkeit anzuziehen. Bis zum heutigen Tage trägt deshalb die Schönheit hässliche Kleider und die Hässlichkeit schöne Kleider. Nun liegt es an uns, die wahre Schönheit und die wahre Hässlichkeit voneinander zu unterscheiden.«

»Bin ich denn jetzt die Hässliche oder die Schöne?«, fragte die Patientin. »Das ist Ihre Wahl«, antwortete ich. »Sie müssen nun selbst schauen, wo Sie sich wiederfinden. Doch bedenken Sie immer: Die innere Schönheit ist die ewige göttliche Blume, die nie verblüht. Sie ist die echte Schönheit und die echte Weiblichkeit. Viele Frauen stehlen die Kleider der Schönheit, lassen sich Schönheitsoperationen aufschwatzen und tun alles dafür, um äußerlich makellos zu sein. Meinen Sie, dass das echte Schönheit ist? Wie viele Frauen, die sich liften haben lassen, sind danach wirklich schön oder gar weiblich? Und wie viele alte Menschen, die ihr Alter überschminken, wirken dadurch jugendlich?«

Sie überlegte. »Das heißt, dass mein Spiegelbild nichts über meine Schönheit sagt?« Ich nickte. »Es spricht nichts dagegen, dass auch eine schöne Frau eine schöne Seele hat. Wenn sie sich aber die Schönheit stiehlt, wird man das immer spüren. Sie mag vielleicht auf den ersten Blick ganz gut aussehen, dennoch ahnt man, dass ihre Seele nicht mit ihrem Spiegelbild gewachsen ist. Jeder Mensch kann Schönheit ausstrahlen, selbst ganz alte Frauen haben ein wunderschönes Leuchten im faltigen Gesicht, wenn sie mit sich selbst im Reinen sind. Die wahre Weiblichkeit kann Ihnen nichts und niemand nehmen, weder das Alter noch eine Krankheit.«

Nicht jede Frau hat solch massive Probleme mit ihrem Äußeren wie diese Patientin. Meist reichen schon ein paar Kilo zu viel auf den Hüften oder ein vermeintlich zu kleiner Busen, um sie zu verunsichern. Sie fühlen sich unweiblich und bemerken nicht, dass sie Weiblichkeit mit einem Schönheitsideal verwechseln. Gott hat uns Frauen aber keine Brüste gegeben, um bei einem Wettbewerb anzutreten. Er hat uns mit weiblichen Merkmalen ausgestattet, damit wir immer daran erinnert werden, welch eine wunderbare Bestimmung wir haben: nähren und schützen, Leben geben und bewahren.

ZERMÜRBT ZWISCHEN WIDERSPRÜCHEN

Viel zu wenige Frauen allerdings trauen sich, diese Seite auszuleben. Sie fürchten, dass man sie gering achtet, wenn sie mütterlich wirken, dass sie dann nicht bestehen könnten in einer von Männern dominierten Welt. Oft zermürben sie sich mit diesen Widersprüchen. Sie werden krank und depressiv, ohne den Grund ihres Leidens zu erkennen. Rein äußerlich mögen sie makellos und selbstbewusst wirken. In Wahrheit aber sind sie innerlich gespalten zwischen weiblichen und männlichen Mustern, zwischen ihrer uralten Intuition und fremdbestimmten Vorgaben. Meist hadern sie mit ihren eigenen Müttern, verlieren sich in Auseinandersetzungen und Streitigkeiten und finden nicht die Kraft, das Mutter-Tochter-Verhältnis positiv zu klären.

Solange das nicht geschieht, wiederholen sie das Muster, unter dem sie einst selbst gelitten haben. Wurde ihnen die Liebe verweigert, enthalten sie auch ihren Familien die liebevolle Zuwendung vor. Sie merken nicht, dass sie sich damit nach und nach ihre Lebensgrundlage entziehen. Eine Atmosphäre der Kälte und Gleichgültigkeit umgibt sie, die sie immer schwerer aushalten. Viele Frauen werden dann krank, um von ihrer Familie jene Zuwendung zu erhalten, um die zu bitten sie nie gelernt haben. Das Kranksein beschert ihnen die lang ersehnte Aufmerksamkeit. Nun stehen sie endlich im Mittelpunkt der Familie und dürfen ihre Gefühle zeigen.

Mehr als einmal habe ich erlebt, dass Frauen in Krankheiten fliehen, damit die starre Maske abfallen kann. Die körperlichen Schmerzen werden so stark, dass sie sich erlauben können, zu klagen und ihre Schwäche einzugestehen. Aber tief im Inneren spüren sie: Es ist nicht nur ihr Körper, der schmerzt, sondern auch ihre Seele. Sie ruft nach Zuwendung, nach Trost, nach Liebe. Endlich erkennen sie an, dass sie sich allein gelassen fühlen, dass auch sie umsorgt werden wollen und dass sie es müde sind, immer nur für andere da zu sein.

Viele überforderte und ausgebrannte Frauen empfinden einen Krankenhausaufenthalt als innere Befreiung. Die Kinder kommen nicht, weil sie Hilfe brauchen, sondern um ihrer Mutter beizustehen. Der Ehemann, der seit Jahren kein liebes Wort mehr an sie gerichtet hat, erkundigt sich, wie es ihr geht. Vielleicht bringt er sogar die lange vermissten Blumen mit, die er an Geburtstagen und Hochzeitstagen immer vergessen hatte. Dies können die ersten vorsichtigen Schritte zu einem grundlegenden Wandel der Familienbeziehungen sein – vorausgesetzt, die Frauen erkennen, warum sie vorher so unglücklich waren.

Das Tor, das sich ihnen durch die Krankheit öffnet, führt sie zu ihren brachliegenden Emotionen. Schließlich verlassen die Frauen die Wüste, in der ihre Seele Hunger und Durst litt, und wagen zum ersten Mal, ureigenste Gefühle zu empfinden: lieben und geliebt werden wollen, Mitgefühl, aber auch Scham und Wut. Solche Gefühle haben sie sich oft über Jahrzehnte verboten, bis der Körper schließlich seine Alarmsignale aussendet. Er rebelliert gegen die Vorherrschaft des Verstands. Er will sich nicht mehr der kühlen, männlichen Rationalität unterwerfen, in der jedes legitime Gefühl erstickt wird.

Auch Migräneattacken sind ein Ausdruck für unterdrückte Gefühle. Es gibt viele Arten von Migräne, doch ihnen gemeinsam ist, dass sie die Gedanken förmlich lahmlegen. Es ist, als ob der Verstand zum Schweigen gebracht werden müsste, damit die Gefühle Raum erhalten. In den vielen Gesprächen mit Frauen wird mir immer wieder bewusst, dass die meisten von ihnen ihre Probleme intellektuell bewältigen wollen. Sie denken unendlich viel darüber nach, was sie falsch machen. Sie zermartern sich buchstäblich das Gehirn, ob sie den falschen Mann haben oder ob ein anderer Beruf ihnen mehr Freude machen würde. Bis ihr Kopf streikt und ein Migräneanfall alle Überlegungen in sich zusammenfallen lässt.

Für manche beginnt dann eine ganz neue Phase. Wer nicht mehr denken kann, öffnet sich für seine Gefühle. Das macht die Frauen nicht etwa schwach, sondern stark. Ihre Intuition erwacht, und sie erkennen auf einmal die Ursachen für ihr jahrelanges Leiden. Ihre Gefühle leiten sie jetzt, und mehr als einmal habe ich erlebt, wie ein ganz unbekanntes Glücksempfinden in ihre Herzen einzieht.

Wärmen, trösten, heilen – sind das nicht die wunderbarsten Gaben der Frauen? Sie haben die Fähigkeit, die ganze Welt zu umarmen, doch wenn sie diese Fähigkeit verkümmern lassen, sind sie nur noch Schatten ihrer selbst. Starke Frauen sind nicht jene modernen Amazonen, die sich störrisch geben, eigensinnig und rebellisch. Erst wenn sie weich werden, zärtlich und empfindsam, leben sie ihre wahre Stärke aus.

MIT GANZEM HERZEN FRAU SEIN

Ist es Zufall, dass ich als Frau geboren wurde, die ihre schützenden und heilenden Kräfte entdeckte? Ich glaube nicht. Wie lange habe ich selbst Stärke mit Kämpfertum verwechselt. Das war das Erbe des Wüstenmädchens gewesen, die unbeugsame Haltung der Kriegerin. Ich lehnte es ab, eine Frau zu sein: als Kind, dann als junges Mädchen, schließlich auch als Erwachsene. Als ich in die Pubertät kam, trug ich weite T-Shirts, weil ich mich meiner Brüste schämte. Und ich wurde männlich, auch in meinem Wesen: aggressiv, egoistisch, feindselig.

Als ich Mutter wurde, bekam ich mit einem Mal Zugang zu meiner Weiblichkeit. Alte Bilder stiegen in mir auf, die ich längst vergessen hatte. Plötzlich sah ich wieder Klause-Mutter, diese kleine, schmale Frau, die gleichzeitig so stark und so demütig war. Ich sah sie bei einer Beerdigung am Grab knien, in der sengenden Hitze eines Sommertages. Sie war schon alt und gebrechlich, und das Knien machte ihr Mühe, doch sie verharrte lange Zeit unbeweglich in stiller Betrachtung am Grab. Der Schweiß lief ihr in Strömen über das Gesicht, aber sie achtete nicht darauf. Sie verjagte nicht einmal die Fliegen, die ihr zusetzten, denn für sie war das Wichtigste die Demut ihrem Gott und dem Verstorbenen gegenüber. Ich erinnerte mich auch an die anderen alten Frauen in Tadschikistan, wie sie geduldig ihre Familien versorgten, ohne im Mindesten unglücklich zu wirken. Sie arbeiteten hart, doch ihr Leben hatte einen Sinn, und sie haderten nie mit ihrem Frausein.

Heute genieße ich es in vollen Zügen, eine Frau zu sein. Dazu gehört auch, dass ich mir Dinge gestatte, die ich früher nie für möglich gehalten hätte. Mit Mitte vierzig tat ich etwas, was meine Umgebung zunächst belächelte: Ich richtete mir zum ersten Mal in meinem Leben ein eigenes Zimmer ein. Es war ein Umzug, der mir die Gelegenheit gab, mir einen besonderen Wunsch zu erfüllen: ein »Prinzessinnen-Zimmer«. Ich strich die Wände rosa und hängte eine Gardine mit Rosenmuster vor das Fenster – zum großen Erstaunen meines Sohnes. Und wie die sprichwörtliche Prinzessin auf der Erbse suchte ich mir ein Bett aus, nachdem ich tagelang verschiedene Matratzen ausprobiert hatte. Das war mehr als eine Laune: Es gehörte zu meinem neuen Selbstverständnis als Frau, so wie die Röcke, die ich nun manchmal trug, obwohl ich die meiste Zeit meines Lebens in Hosen verbracht hatte. Es gehörte zu meinem weiblichen Selbstbild, das sich natürlich nicht in Äußerlichkeiten erschöpfte, sondern den ganzen Reichtum weiblicher Eigenschaften umfasste.

ÜBER DIE MÜTTERLICHKEIT

»Mutterschaft ist das kostbarste Geschenk Gottes. Von den Müttern hängen Glück oder Unglück eines Volkes ab, denn sie bestimmen der Menschen seelische Kraft. Diese Kraft wird durch zwei Leitsätze verstärkt, die die Mütter an ihre Kinder weitergeben: Furcht vor der Sünde und Liebe zur Tugend. Beides basiert auf dem Glauben an Gott als dem inneren Beweger von allem.«

Auf diesen Text stieß ich vor vielen Jahren während einer Indienreise im südindischen Kloster Puttaparthi, wo ich mich den heiligen hinduistischen Schriften widmete. Er berührte mich zutiefst: Lag in diesen Sätzen nicht eine ungeheure Weisheit uralter Kulturen? Wie wenig Achtung bringt man doch den Müttern im Westen entgegen, ging es mir durch den Kopf. »Nur« Mutter zu sein, gilt wenig. Ich las weiter: »Wenn ihr wissen wollt, wie hoch entwickelt ein Volk ist, seht euch seine Mütter an: Sind sie frei von Angst und Hass? Sind sie erfüllt von Liebe zu allem, sind sie in Tapferkeit und Tugend geübt? Wenn ihr den Glanz einer Kultur verstehen wollt, beobachtet die Mütter, wie sie ihre Kinder wiegen und füttern, wie sie sie pflegen, lehren und liebkosen. Denn so wie die Mütter, so das Volk. So wie die Mütter, so die Schönheit ihrer Kultur.«

Heute weiß ich: Das Wertvollste von allem ist es, seine Mütterlichkeit zu leben. Wenn du das vor dir selbst zugeben und leben kannst, wirst du mit jeder Situation im Leben fertig werden. Du wirst Leid tragen, ohne zu klagen. Wir sollten still sein, weil die wahren Mütter nicht jammern und nicht klagen.

Die unerreichbaren Idealbilder, die die Medien verbreiten, machen es Frauen heute schwerer denn je, zufrieden mit ihrer Mutterrolle zu sein. Ich kenne keine schönen Zeitschriften über Mütter. All die edlen Magazine zeigen uns schlanke, unabhängige Frauen, modisch gekleidet, mit flachen Bäuchen und frisch geföhnten Haaren. Mütter kommen allenfalls vor, wenn Angelina Jolie oder Madonna ein weiteres Kind adoptieren, als sei es ein modisches Accessoire. Die real existierenden Mütter werden beiseitegeschoben, weil niemand den Anblick von Frauen erträgt, die durch die Mutterschaft rundlich geworden sind und deren Busen nicht mehr so straff ist wie zu Jugendzeiten. Nur wenn sie es schaffen, sich parallel auch eine vorzeigbare Karriere aufzubauen, können Mütter darauf hoffen, überhaupt wahrgenommen zu werden.

Die Hochglanzbilder mögen zunächst harmlos wirken, in Wahrheit aber gehören sie zu den Barrieren, die vielen Frauen den Zugang zu ihren mütterlichen Qualitäten erschweren. Früher sprach man vom »Kindersegen« und beglückwünschte eine Frau zu ihrem »Kinderreichtum«. Heute ist die Rede von der »Armutsfalle Kind«. Damit wird unterstellt, dass Kinder ein Risiko seien, ein Ballast, den man besser vermeiden oder möglichst rasch anderen überlassen sollte.

Mutterschaft ist zum Problem geworden. So zeigen es auch Fernsehformate wie die »Super-Nanny«, in der schreiende, spuckende und um sich schlagende Kinder als Albtraum vorgeführt werden. Ein Millionenpublikum weidet sich an überforderten, unfähigen Müttern, die weinend zusammenbrechen. Die schaffen es offenbar nicht einmal, Drei- oder Vierjährige zu erziehen. Die Gründe dafür liegen tiefer: Diese Mütter haben vor sich selbst keinen Respekt, und deshalb strahlen sie auch keinerlei Autorität aus. Autorität heißt in diesem Zusammenhang weder Macht noch Gewalt. Autorität kann eine äußerst positive Kraft sein, an der sich die Kinder orientieren können.

Kinder scheinen nicht in diese Welt zu passen, und so verzweifeln die Mütter an ihrer Rolle und wenden sich von ihren Kindern ab – weil sie nie gelernt haben, ihren Kindern mit Umsicht und Liebe zu begegnen. Uns fehlen die positiven Bilder hingebungsvoller Mütter und der Respekt vor gelungener Mutterschaft. Eine Mutter, die sich ihres Wertes bewusst ist, kann unermesslich viel für unsere Gesellschaft tun.

Auch Frauen, die nie die Chance erhielten, Kinder zu gebären, können mütterliche Stärke entwickeln. Sie können geben, sie können mit anderen leiden, können trösten und helfen. Not gibt es genug. Jede Frau wird nach einigem Überlegen darauf kommen, wer in ihrem Umfeld Hilfe braucht und vergeblich darauf gewartet hat. Nicht nur die Familie ist der Ort, wo weibliche Zuwendung bitter nötig ist, auch im Freundeskreis und im Beruf wird man auf Menschen treffen, die dankbar sind für Zeichen der mütterlichen Liebe.

So verbrachte Mutter Teresa ihr Leben in den Slums von Kalkutta und wurde zum Engel der Armen. Ein völlig konträres und doch eindrucksvolles Beispiel ist die Hamburger Prostituierte Domenica Niehoff. Sie kümmerte sich als Streetworkerin hingebungsvoll um drogensüchtige Mädchen, die ihre Sucht mit Prostitution finanzierten.

Alle alten Kulturen haben die Mütter verehrt. Sie bauten ihnen Altäre und räumten ihnen einen Ehrenplatz in der Gemeinschaft ein. Frauen hüteten das Feuer, wenn ihre Männer jagten oder Kriege führten, sie sorgten dafür, dass neue Generationen heranwuchsen; sie heilten die Kranken und wussten sich tief mit Mutter Erde verbunden. Und heute? Heute entschuldigen sich Frauen, wenn sie sich ihrer Familie widmen, wenn sie nicht so kriegerisch wie Männer auftreten und stattdessen sensibel und verletzlich sind. Doch ganz gleich, für welche Rolle sie sich entscheiden: Echten Respekt bringt man ihnen nur noch selten entgegen.

Manchmal beobachte ich, mit welch tiefer Achtung türkische Kinder ihre Mütter behandeln. Die »Anne« – Mutter – ist heilig. Ihre Kinder verneigen sich vor ihr und küssen ihr die Hand. Für einen Menschen westlicher Prägung wirkt das seltsam, denn wir haben uns an ganz andere Bilder gewöhnt, an einen zwanglosen Umgang von Eltern und Kindern. Viele Eltern wollen die besten Freunde ihrer Kinder sein, Kumpels sozusagen, und vor allem die Mütter beharren darauf, dass sie keine Sonderstellung mehr in der Familie einnehmen wollen. Sie nehmen sich zurück, teils aus falsch verstandener Lässigkeit, teils aus Bequemlichkeit. Sie wollen nicht mehr in der familiären Verantwortung stehen. Mehr und mehr verlieren sie dadurch ihren segensreichen Einfluss auf die Familie.

Es wird immer mehr zum gesellschaftlichen Problem, dass kalt und emotionslos gewordene Jugendliche zu schlimmsten Gewalttaten neigen – ein Phänomen, das viele Soziologen und Psychologen beschäftigt. Angesichts dieser Entwicklung ist es höchste Zeit, dass Frauen wieder zum emotionalen Zentrum unserer Gesellschaft werden. Sie sind der Schlüssel, sie haben alle Macht, ihre Kinder zu liebenden Erwachsenen zu erziehen, wenn sie bereit dafür sind und dazu ermutigt werden.

Dafür müssen sie sich als Erstes von der gängigen Vorstellung befreien, dass Mütter in einer Konsumgesellschaft ersetzbar seien. Dass man sich alles kaufen könne, vom Fertiggericht bis zur Erziehung. Als die Werte in unserer westlichen Kultur erschüttert wurden, wurden zugleich die vielen kleinen Gesten abgeschafft, mit denen Mütter ihren Kindern zeigen könnten: Ich bin für dich da, ich widme dir gern meine Zeit und meine Liebe.

In vielen Ländern ist es Brauch, dass die Kinder in den ersten zwei Jahren von ihren Müttern immer eng am Körper getragen werden. Ganz gleich, ob sie den Haushalt versorgen oder einer Arbeit nachgehen, immer haben sie ihre Kinder bei sich und gewähren ihnen ihre Nähe. Und wenn sie es einmal nicht können, werden die Kleinsten von den älteren Geschwistern getragen. Gefühle der Einsamkeit und des Verlassenseins kennen diese Kinder nicht, nur die warme, atmende Nähe der Familie. Nach zwei Jahren dann wagen sie die ersten Schritte, beschützt und behütet vom wachsamen mütterlichen Blick.

DIE HEILENDE KRAFT DER LIEBE

Diese Erfahrungen bilden die Grundlage für das Urvertrauen der Kinder. Sie gehen ganz anders durch das Leben, und wenn ihnen auch Schicksalsschläge bevorstehen, so können sie diese auf der Basis der einmal erfahrenen Liebe und Nähe meistern. Das ist die heilende Kraft der Liebe. Weint ihr Kind, wird die Mutter es in die Arme nehmen. Hat es sich verletzt, wird sie die schmerzende Stelle berühren und den Schmerz wegstreicheln. Auch Jesus legte den Menschen die Hände auf, selbst den Leprakranken, die als Aussätzige vom übrigen Volk gemieden wurden. Er ließ eine Nähe zu, vor der andere sich fürchteten.

In dem Augenblick, in dem man jemandem die Hand auflegt, fließt spürbare Zuwendung. Das Mysterium des Handauflegens trägt in sich die ganze Botschaft der Nächstenliebe: Wir sind miteinander verbunden, und wir können uns gegenseitig Kraft spenden. Das empfinde nicht nur ich, wenn ich meine Hände auflege, sondern oft auch der Patient. Ich nehme ihm die Angst und gebe ihm stattdessen das Gefühl: Du bist nicht allein, ich bin da. Das ist Heilung. Darin äußert sich das uralte, heilige Wissen der Mütter.

Vor vielen Jahren las ich den Satz: »Die weiche Welle formt den harten Stein.« Was für ein wunderbares Bild! Menschen mit versteinerten Herzen können nichts bewegen. Sie sind hart und gefühllos, sie verletzen sich und andere. Ein weiches, empfindsames Herz dagegen kann die ganze Welt aus den Angeln heben. Und eine Frau, die ihre Weiblichkeit als Stärke erkennt, hat alle positive Macht, um sich und ihr Umfeld sanft zu befrieden.

Diese Erkenntnis berührt auch unmittelbar meine Heilkunst. Würde ich herrisch auftreten und versuchen, den Patienten meinen Willen aufzuzwingen, so würden sie noch ängstlicher werden und sich verschließen. Meine Sanftheit ist es, die sie entwaffnet und öffnet. Und sie ist es auch, die mich vor den negativen Energien schützt, die mir während der Heilungssitzungen manchmal entgegenschlagen. Ich schütze mich nicht mit einem Panzer, sondern durch meine Schutzlosigkeit. Als Heiler muss man sich auf diese Weise wappnen, um nicht krank zu werden. Auch Mutter Teresa ging unbeschadet durch die Slums von Kalkutta, ohne sich zu infizieren, weil sie den Schutz der Schutzlosigkeit genoss.

Vor meinem inneren Auge sehe ich einen Kaktus, dem sich ein prall aufgeblasener Luftballon nähert. Sobald der erste Stachel die zum Zerreißen gespannte Oberfläche des Ballons berührt, platzt er und fällt in Fetzen zu Boden. Trifft der Stachel aber auf einen weichen Gegenstand, ein Wollknäuel beispielsweise, kann er nichts ausrichten. Sooft er das Knäuel auch durchbohrt, es wird heil und unversehrt bleiben. Ganz ähnlich ergeht es mir: Meine Durchlässigkeit und meine Weichheit verhindern, dass ich angesteckt werde von Krankheiten und negativen Gedanken. Nur wenn ich gereizt und wütend bin, berührt mich ein Stachel.

AUF DEM WEG ZU EINER NEUEN GESELLSCHAFT

Starke, liebende Frauen können eine ganz andere Zukunft gestalten. Könnten sie ihre Stärken ausleben, würde unsere Gesellschaft anders aussehen. Die Frauen würden unserer Ellbogengesellschaft andere Handlungsprinzipien entgegensetzen, das unmenschliche Klima menschlicher gestalten, die Kinder zu selbstbewussten, mitfühlenden Erwachsenen heranziehen und ihre Männer stützen und besänftigen. Genau das vermittelt der Text aus dem indischen Kloster, in dem es heißt: »Wenn ihr wissen wollt, wie hoch entwickelt ein Volk ist, seht euch seine Mütter an: Sind sie frei von Angst und Hass? Sind sie erfüllt von tiefer Ehrfurcht für die gesamte Schöpfung?«

Je mehr ich diese Lebensregeln in mir selbst zur Geltung kommen ließ, desto häufiger traf ich auf Frauen, die genau das lebten, was ich anstrebte. Unwillkürlich denke ich an Maro, die mir eines Tages wie vom Himmel geschickt wurde. Ich war in großer Sorge, als ich erfahren hatte, dass Philipp seinen Zivildienst antreten sollte. Neun Monate ohne Philipp? Neun Monate ohne meinen Sohn, der seit Jahren liebevoll und umsichtig die Anmeldung leitete? Es war mir schleierhaft, wie ich für eine so kurze Zeit eine Aushilfe finden sollte, noch dazu jemanden, der den Geist des Heilens mittragen konnte. Die Zeit drängte, Philipp war nun seit einer Woche nicht mehr da, und eine neue Aushilfe war nicht in Sicht.

An einem Samstag war ich morgens auf dem Weg in die Praxis, um Büroarbeiten zu erledigen, und weil ich fieberhaft nach einer Lösung suchte, betete ich das Vaterunser in aramäischer Sprache, mein Notruf in besonders dringenden Fällen. Ich war noch keine halbe Stunde in der Praxis, als es an der Tür klingelte. Der Briefträger konnte es so früh nicht sein. Verwundert öffnete ich die Tür, und vor mir stand eine strahlende junge Frau. »Ja?«, fragte ich irritiert. »Ich heiße Maro, und ich möchte bei Ihnen arbeiten«, sagte die Besucherin. Ich traute kaum meinen Ohren. Sollten sich alle meine Probleme so schnell lösen?

Dann meldeten sich die ersten Bedenken. »Wissen Sie, da gibt es zwei Dinge. Erstens ist die Stelle befristet, und zweitens suche ich einen Engel«, erklärte ich. Sie lächelte. »Ich bin ein Engel«, antwortete sie seelenruhig, »wenn auch mit dunklen Haaren.« – »Könnte der Engel mit dunklen Haaren schon ab kommendem Montag anfangen, also übermorgen?«, erkundigte ich mich vorsichtig. »Oh ja«, erwiderte sie, »ich arbeite in einem Hotel, kann dort aber jederzeit aufhören.«

Es war nicht zu übersehen, dass sie ein südländischer Typ war, und so fragte ich: »Woher kommen Sie?« – »Meine Eltern stammen aus Syrien, ich bin in Deutschland geboren. Aber meine Muttersprache ist aramäisch.« – »Aramäisch?«, wiederholte ich und bemerkte gleichzeitig, dass mein ganzer Körper wie ein Ameisenhaufen zu kribbeln begann.

Mir wurde heiß. Konnte das sein? Hatte ich nicht selbst vor einer halben Stunde das aramäische Vaterunser gebetet? Hatte Gott mich wirklich so rasch erhört? Ich zweifelte keine Sekunde daran, dass Maro die Richtige war. »Sie haben den Job«, sagte ich.

Maro stellte sich als wahrer Segen für die Praxis heraus. Innerhalb weniger Tage hatte sie sich eingearbeitet und war bald unentbehrlich. Sie war nicht nur ein wahrer Engel, sondern verkörperte auch die klassische Weiblichkeit und Mütterlichkeit. Doch nach einigen Monaten wurde sie zusehends traurig. »Ich würde so gerne bleiben«, sagte sie eines Tages, »aber ein Monat nach dem anderen verstreicht, und meine schöne Zeit hier wird bald zu Ende sein.«

»Glaubst du denn, Maro, dass dich der Himmel hierhergeschickt hat, um dich nach acht Monaten wieder in die Wüste zu schicken?«, fragte ich sie. Und tatsächlich fügte sich alles auf wunderbare Weise. Kurz bevor Philipp zurückkam, wurde sie schwanger. Freudestrahlend verkündete sie es mir. Und noch eine gute Nachricht hatte sie: Die Bank hatte endlich den Kredit gewährt, mit dem sie zusammen mit ihrem Mann ein Haus kaufen wollte. Alles löste sich auf eine geradezu magische Weise. Alle ihre Wünsche waren in Erfüllung gegangen, seitdem sie auf ihr Herz gehört hatte. Ihre weibliche Stärke führte sie, das spürte ich ganz deutlich. Deshalb hatte sie den Mut gehabt, ihren alten Job zu kündigen, und deshalb hatte sie den Weg zu mir gefunden – ohne zu wissen, was die Zukunft bringen würde. Dann hatte sie sofort eine neue Stelle gefunden. Ihr größter Wunsch hatte sich erfüllt, als sie mit einem weiteren Kind beschenkt wurde, und sie hatte das lang ersehnte Zuhause bekommen. Maro hatte viel zu geben, und deshalb wurde ihr gegeben. Ihre weibliche Stärke hatte sie geleitet.

Manchmal saßen wir noch bei einer Tasse Tee zusammen, wenn die letzten Patienten versorgt waren. Dann erzählte sie von sich. »Als meine Tochter klein war, habe ich für sie Geschichten erfunden. Am meisten mochte sie die Geschichte vom Regentropfen. Überhaupt war es eine herrliche Zeit. Wenn meine Tochter weinte, brauchte ich keine Medizin. Ich nahm sie einfach in die Arme, legte Frank-Sinatra-Songs auf, und wir tanzten stundenlang durch die Wohnung.«

Ach, dachte ich, würden doch alle Mütter mit ihren weinenden Kindern tanzen, würden sie doch alle so fantasievoll und zugewandt mit ihren Kindern umgehen. Es schmerzte mich immer, wenn ich Mütter beobachtete, die ihre Babys achtlos im Kinderwagen vor sich herschoben, während sie unablässig mit ihrem Handy telefonierten. Wie unwichtig mussten sich Kinder fühlen, wenn sie derart unbeachtet blieben. Maro dagegen vermittelte mir das Bild einer begeisterten Mutter, die ihr Kind als kostbares Geschenk betrachtete.

Ich bin davon überzeugt: Es wird eine Ära anbrechen, in der die Frauen wieder einen heiligen Dienst verrichten – als Heilerinnen, als Seherinnen, als Priesterinnen, die der Menschheit eine friedlichere, eine heilere Welt vermitteln. Ihr intuitiver Glaube ist ein gelebter Glaube jenseits wortreich vorgetragener Bekenntnisse. Sie halten sich direkt an Gott. Ihn leben sie in ihrer Partnerschaft, in ihrer Familie, im Freundeskreis und in ihrem Beruf. Sie dienen Gott, indem sie den Menschen dienen.

Einst galt das für alle Kulturen. Welcher Bruch hat sich in unserer Kultur ereignet, der den Frauen ihre tragende Rolle nehmen konnte? Gründe gibt es viele. Sogar das Christentum stärkte die Vormachtstellung der Männer gegenüber den Frauen. Bis heute hat sich an diesen Verhältnissen nicht viel geändert. Noch immer sind Frauen in vielen gesellschaftlichen und beruflichen Belangen den Männern gegenüber eindeutig benachteiligt. Der männlichen Logik ist das weibliche Gefühl eher fremd. Inzwischen misstrauen viele Frauen sogar ihren eigenen Emotionen und haben das enge Band verloren, das sie jahrtausendelang mit ihren Kindern verknüpfte.

Indem ich niederkniete, verließ ich die Wüste, in der meine Seele Hunger und Durst litt, und wagte zum ersten Mal, ureigenste Gefühle zu empfinden: Lieben und geliebt werden, Mitgefühl empfinden, aber auch die eigene Scham und die eigene Wut. Solche Gefühle hatte ich mir über Jahrzehnte verboten, und schließlich schickte mein Körper seine Alarmsignale aus. Er rebellierte gegen die Vorherrschaft des Verstands. Ich wollte mich nicht mehr der kühlen, männlichen Rationalität unterwerfen, in der jedes legitime Gefühl erstickt wird.

Ein Umdenken ist längst überfällig. Frauen sind es, die unsere Kinder gebären und die weich und achtsam sein können, weil sie als Mütter alle Fähigkeiten besitzen, die wir für ein friedvolles, erfülltes Zusammenleben brauchen. Diese Fähigkeiten sind unendlich kostbar. Sie sind es wert, geachtet und behütet zu werden. Wenn die Frauen ihre weiblichen Eigenschaften in ihrer ganzen Fülle ausleben, werden sie wieder zu den Königinnen der Welt. Nur wer niederkniet, wird erhoben – es ist dieser Satz aus meinen dunkelsten Zeiten, der mich das Frausein neu verstehen ließ.

Die ewige Suche nach den göttlichen Zeichen

Denn jeder sieht aus seinem Kreise
stets alles nur auf seine Weise.
Wie sich so vieles in der Welt
ganz anders als der Schein verhält.

Sinnspruch auf einer Sonnenuhr

9. Kapitel

HEILWERDEN: WAS WIR TUN KÖNNEN, UM IN LIEBE UND GLÜCK ZU LEBEN

Wir begeben uns auf den Pfad des Glücks, wenn wir uns – getrieben durch unser Leiden – die Frage stellen, wer wir sind und woher wir kommen. Doch können wir diese Frage nicht mit dem Intellekt beantworten, sondern nur mithilfe einer höheren Weisheit. Wir entdecken sie in uns, wenn wir das Leben mit beiden Händen annehmen und uns in seinen Sinn vertiefen. Das ist der erste Schritt. Wir erkennen, was gut für uns ist. Auf dem Weg zu dieser Erkenntnis führte mich mein Leben durch Angst, Depressionen, Einsamkeit und Überlebenskämpfe – ein steiniger Weg, doch schließlich gelangte ich zu Frieden und Ausgeglichenheit. Ich lernte, in Notsituationen ruhig zu bleiben und die richtigen Entscheidungen zu treffen, selbst dann, wenn ich mich von alltäglichen Zwängen umstellt sah.

Mit der Zeit entwickelte ich meine eigene Taktik. Ich tröstete mich und sagte mir: »Teresa, heute ist kein guter Tag, aber es kommen auch andere Tage.« Irgendwann war ich so weit, gute Tage geradezu herbeirufen zu können, denn mir stand der Bibeltext vor Augen: »Wenn ihr den Vater um etwas bittet, so wird Er es euch geben«, und: »Glaubt nur, dass es euch gegeben wird, dann wird es euch zuteil.« Nach meinem Verständnis hieß das so viel wie: »Bittet nur und vertraut, und ihr werdet überflutet werden von den Früchten eures Gebetes.«

Während ich die tiefsten Täler meines Lebens durchwanderte, fragte ich mich immer wieder: »Welch ein Sinn liegt darin, dass ich mich quäle und dass sich ein frustrierender Tag an den anderen reiht? Warum dankt mir keiner für meine Mühe? Warum finde ich keinen Ausweg? Warum dringt kein Lichtstrahl in meine Nacht? Warum bin ich überhaupt hier?«

In einer dieser dunklen Nächte erteilte mir das Leben seine Lehren, ohne die ich nicht aus meinen Abgründen herausgefunden hätte, aus meiner immer wieder neuen und verzweifelten Suche nach dem Glück. Das Leben führte mich zu den Fragen meiner Existenz, und hätte ich darauf keine Antworten gefunden, so wäre ich heimatlos geblieben. Ich hätte das Vertrauen in den Sinn meines Lebens verloren. Ich hätte auch die grundlegende Orientierung verloren, und in meiner abgrundtiefen Verlassenheit hätte ich sie niemals wiedergefunden. Jedenfalls glaubte ich das.

Wer bin ich? Woher komme ich? Warum bin ich hier, und wohin führt mein Weg? Wenn uns das Leben auf diese Fragen keine Antwort mehr zu geben scheint, wenn wir erleben, dass unsere Suche nach Besitz und Wohlstand, nach Erfolg und persönlichem Glück ins Leere gelaufen ist, dann tritt, zunächst sehr leise noch, eine Macht in unser Leben. Es ist eine vermeintlich unbegründete Hoffnung, die uns weitergehen lässt, Tag für Tag, während wir uns in schwierigem Gelände vorwärtstasten. In meinem Überlebenskampf hieß diese Macht »Gott«, »das Licht« oder »der Ruf«. Diesen Ruf erlebte ich in Form der Weisheit meiner Mutter an den Weggabelungen meines Lebens. Ich erlebte ihn auch in den Bitten meines Sohnes am Krankenbett, ihn nicht zu verlassen. Und ich erlebte ihn als Stimme, wenn »der Ruf« zu mir sprach.

Wir alle erleben solche Zeichen, aber wir sind nicht immer in der Verfassung, sie wahrzunehmen. Um die Zeichen zu erkennen, muss man kein besonders spiritueller Mensch sein. Diese Zeichen sind der Lichtstrahl in der Nacht, sie sind das Flüstern in den Abendstunden, sie sind ein leises Ahnen in unserem Bewusstsein: »Du bist für etwas da. Es gibt Menschen, die dich brauchen. Und du selbst brauchst dich auch. Halte aus. Die Nacht ist nie so dunkel wie vor Anbruch des Tages.« Das sind Momente, die einen Wendepunkt in unserem Leben einleiten und eine nachhaltige Schwingung tiefen Glücks und sicheren Aufgehobenseins in uns hinterlassen können.

Wenn ich meine Mutter später fragte, ob sie ein glückliches Leben hatte, dann schaute sie mich verständnislos an: »Glücklich? Jedes Leben aus Gott heraus wird ein richtiges Leben, und wenn du auf die Jahre zurückblickst, dann kannst du sagen: Ja, Gott hat immer für uns alle gesorgt. So war es ein glückliches Leben.« Ich habe immer wieder Menschen getroffen, viele davon als Patienten in meiner Praxis, die sich noch mitten in ihren dunklen Tälern und heißen Wüsten befanden. Ich habe mit ihnen über meine Vorstellung vom Glück gesprochen und auch von meiner Suche danach. Und natürlich habe ich ihnen auch erzählt, was Glück heute für mich bedeutet.

In manchen Phasen unseres Lebens hilft es, sich wieder an seine eigentlichen Wurzeln zu erinnern, um zur Sinnhaftigkeit zurückzufinden. So erging es einer meiner Patientinnen, die in den Wechseljahren steckte und in einer lähmenden Routine gefangen war. Arbeiten, Fernsehen, Schlafen – sehr viel mehr fand in ihrem Leben nicht mehr statt, und sie empfand eine unheimliche innere Leere. Ich erzählte ihr eine Geschichte, die einer meiner Patienten geträumt hatte. Im Traum stieg er die Treppe zum Speicher eines Hauses hinauf. In einer Ecke entdeckte er eine Truhe, in der er die Schätze seiner Kindheit fand. Verborgen unter anderen Stücken, lag eine farblose, schlaffe Puppe. Als er sie in die Hand nahm, schrak er zusammen, denn er erkannte sich in ihr wieder. »Wer bist du?«, fragte er die Puppe. »Ich bin du«, antwortete sie. »Irgendwann hast du mich an einem weit abgelegenen Ort deponiert und vergessen.« Meine Patientin war verblüfft. »Ich habe sofort gesehen, in welchem Alter ich aufgehört habe zu leben«, sagte sie. Sie hatte im Alltag mit seinen Aufgaben und Pflichten vergessen, worin ihr eigentliches Wesen bestand. Indem sie sich die Dinge in Erinnerung rief, für die sie sich früher begeistert hatte, bekam sie wieder einen Zugang zu sich selbst.

DAS MATERIELLE GENIESSEN UND DAS GÖTTLICHE LEBEN

Glück ist nicht das, was uns die Werbung verspricht. Wenn wir kein Glück empfinden, so liegt es an unseren falschen Wünschen, auch diese Erfahrung habe ich immer wieder machen müssen. Verlor ich mich im Materiellen, so war mein angebliches Glück nur von kurzer Dauer, und es schlug umso heftiger in Unzufriedenheit um. Viele erleben das täglich, denn unsere Konsumwelt gaukelt uns vor, dass wir das Glück kaufen könnten. Ich habe die Armut in Tadschikistan erlebt, doch gleichzeitig dort auch Glück erfahren. Ich habe den Reichtum in Deutschland kennengelernt und dennoch das Unglücklichsein erlebt.

In unserer Gesellschaft hat die Zufriedenheit keinen hohen Stellenwert. »Herr, gib mir die Kraft, meine Last zu tragen«, bitten die Menschen in anderen Ländern. Hierzulande lauten die Stoßgebete eher: »Herr, nimm die Last von mir.« Wer dankbar ist und zufrieden mit dem, was er hat, der hat alle Chancen, glücklich zu sein.

Die Kunst liegt darin, das Materielle zu genießen und das Göttliche zu leben. Natürlich dürfen wir schöne Autos, Kleider und gutes Essen lieben, doch in unseren Gedanken sollte auch immer das Göttliche präsent sein. Wenn aber ausschließlich Geld, Titel und Begierden unsere Gedanken beherrschen, werden wir für die lebenserhaltenden Inhalte des Göttlichen keinen Platz mehr in unserem Geist haben.

Es gibt eine wunderbare kleine Geschichte über den Mönch, der einst in der Sonne saß und eine kleine Katze beobachtete. Sie lief immer im Kreis und versuchte, das Ende von ihrem Schwanz zu fangen. Nachdem er ihr eine ganze Weile zugeschaut hatte, fragte der Mönch sie, was sie denn da tue. »Ich versuche meine Schwanzspitze zu fangen«, antwortete die Katze »Das sehe ich«, sagte der Mönch, »aber warum tust du das?« – »Wie«, fragte das Kätzchen erstaunt, »das weißt du nicht? Weil in der Schwanzspitze mein Glück liegt.« Da lachte der Mönch und sagte: »Ach, liebes Kätzchen, gehe nur deinen Weg, und das Glück wird dir immer folgen.« Und das Kätzchen lief glücklich davon.

Auch in der modernen Dichtung gibt es Parabeln über wahres und falsches Glück und darüber, dass wir die Chancen nicht beim Schopf ergreifen, die uns das Schicksal bietet. Schon immer gab es Mahner und Warner, die uns zur Umkehr beschworen, nicht nur Propheten, auch Philosophen und Schriftsteller. Ein eindrückliches Beispiel hierfür ist Tolkien und sein epochales Werk *Der Herr der Ringe*. Sein Thema ist der Machtwechsel auf der Erde, und er lässt alle wichtigen Charaktertypen erscheinen, die an diesem Machtspiel beteiligt sind. Besonders die Figur des Gollum veranschaulicht, wie die Gier den Menschen deformieren und schließlich vernichten kann.

Gollum heißt anfangs Sméagol und ist ein Hobbit. Seine Gier nach Geld und Gold verändert ihn jedoch. Er wird misstrauisch und verschlagen, er verliert seine Sprache und kann nur noch brabbeln, was ihm den Namen Gollum einträgt. Wegen seiner Heimtücke wird er schließlich verstoßen und hasst fortan jeden, dem er begegnet – sogar die Sonne, die er eine »gelbe Fratze« nennt. Deshalb lebt er unter der Erde in einem düsteren Stollen. Und je gieriger er wird, desto hässlicher wird er. Sind wir nicht von Gollums umgeben? Von Menschen, die ihr Menschsein aufgeben? Die das Licht meiden und im Dunkeln ihre vermeintlichen Schätze horten? In Tolkiens Geschichte beginnt Gollum sogar mit seinem magischen Schatz, dem Ring, zu sprechen. Das Gold ersetzt ihm alle menschlichen Kontakte, es ist für ihn seine ganze Welt geworden. Es fällt nicht schwer, die Botschaft dieser Geschichte zu erkennen: Wer nur noch um seine Gier kreist, wird einsam und innerlich wie äußerlich entstellt.

So, wie ich mein Glück verwirklichen kann, indem ich die göttliche Hilfe für mein Leben erbitte, so kann ich mich auch in dunkle Energien verstricken. Davor sollten wir uns mit allen Kräften hüten.

Ich weiß noch, wie ich eines Abends erschöpft nach Hause kam. Ich hatte einen harten Tag hinter mir. Am Morgen hatte ich meinen vierzehnjährigen Sohn gebeten, die Wohnung mit seinen Freunden, die am Nachmittag zum Spielen kommen sollten, nicht in eine Räuberhöhle zu verwandeln. Bevor sie gingen, sollten sie mit ihm aufräumen. Doch stattdessen befand sich die Wohnung in einem schlimmen Zustand. Wohnzimmer und Kinderzimmer waren regelrecht auf den Kopf gestellt, überall lag Spielzeug wild herum. Ich machte meinem Entsetzen Luft und geriet mit Philipp in Streit. Ich machte ihm Vorwürfe, er schimpfte zurück, schob alles auf seine Freunde, und so ging es eine Weile hin und her. Ärgerlich aß ich noch eine Kleinigkeit in der Küche, dann ging ich mit einer mächtigen Wut im Bauch zu Bett, ohne Philipp Gute Nacht zu sagen.

Ich war schon fast eingeschlafen, als ich neben meinem Bett zwei dunkle, schwarz verhüllte Gestalten wahrnahm. Zu Tode erschrocken setzte ich mich im Bett auf und starrte die geisterhaften Gestalten an. »Wer seid ihr – und was wollt ihr?«, fragte ich. Seltsame Stimmen, die von nirgendwo herzukommen schienen, gaben die Antwort: »Du hast uns doch gerufen! Du hast unsere Energie erzeugt! Wir sind die Boten der Dunkelheit!« Im selben Augenblick verstand ich, was hier vorging. Wenn ich die Boten der Dunkelheit durch meine selbst erzeugte Schwingung herbeirufen konnte, musste ich sie auch wieder vertreiben können. Ich begriff, dass ich meine Schwingung erhöhen musste – durch Liebe, Gebet und positive Gedanken. Vor meinem inneren Auge bildete sich ein Feld von Sonnenblumen, und ich betete:

»Was fürchte ich, es könnte mich zerstören,
wenn Du doch wachst bei Tage und bei Nacht!
Was klage ich, mein Leben sei so grausam,
wenn Du mir schenkst den Platz, den Du gemacht.

Was bitte ich um Hilfe, wenn ich leide,
wenn Du mich trägst, mein Gott, in Deiner Hand.
Dann lass ich los das Fürchten und das Klagen,
Und nehme an, was mir von Dir gesandt.«

Die Gestalten waren im gleichen Moment verschwunden. Dieses Erlebnis hinterließ bei mir einen so tiefen Eindruck, dass ich seitdem darauf achte, keine unangenehmen Schwingungen zu erzeugen und somit keine ungebetenen Besucher mehr einzuladen. In den Tagen danach wurde mir die Bedeutung meines nächtlichen Erlebnisses erst richtig klar. Hätte ich diese Gestalten nicht gesehen, dann hätte sich die rabenschwarze Energie an mich geheftet. Sie hätte über meinem täglichen Treiben gestanden und mir ein Missgeschick nach dem anderen beschert. Ich hätte schließlich geglaubt, ich hätte die Dinge nicht mehr in der Hand, und so wäre ich in einer unendlichen Spirale immer weiter nach unten geglitten.

So wie das Licht, so hat auch die Dunkelheit ihre Helfer. Deren Ziel sind nicht Liebe, Frieden, Schönheit und Wahrheit, sondern Verwirrung, Schmerz und Spaltung. Wir haben allen Grund, achtsam zu sein mit unseren Worten und Gedanken. Das betrifft auch den Hang zu spirituellen Moden, die all jene anziehen, die sich enttäuscht vom Christentum abgewendet haben und sich nun anderen Heilslehren zuwenden. Mit dem Verlust des Glaubens, wie er in den Kirchen gelehrt wird, haben sich viele dunkle Praktiken verbreitet. So faszinierend sie sein mögen, das Okkulte trägt in sich große Gefahren für die Seele. So legitim die Suche ist, so abgründig sind die Wege, auf die sie uns führen können.

Gottes Wahrheit ist jedoch klar und einfach. Der Drang, meine Wurzeln zu finden und damit an die tiefen Geheimnisse meiner Kindheit in Tadschikistan anzuknüpfen, führte mich als erwachsene Frau auf den indischen Subkontinent. Als mich ein einfacher alter Mann im tiefen Süden fragte, warum ich den weiten Weg auf mich genommen hätte, antwortete ich: »Weil ich auf der Suche nach Gott bin.« Erstaunt fragte er: »Gibt es denn bei euch keinen Gott?« – »Doch«, erwiderte ich, »aber nicht meinen.« Er lächelte weise und sagte: »Dann suche ihn, und wenn du deinen Gott gefunden hast, bring ihn nach Hause.« Zwei Tage später reiste ich ab. Seither glaube ich fest daran, dass ich keine Reisen, keine Religionen und keine spirituellen Seminare mehr brauche, um glücklich zu sein, sondern nur noch Gott.

Gott versteckt sich nicht hinter einer intellektuellen Sprache, sondern wohnt in der Einfachheit des Herzens. Je mehr der Mensch die Heiligkeit in allem erkennt, je enger die Verbindung zu seiner Seele und zur himmlischen Quelle wird, umso eher findet er die Harmonie mit der Schöpfung. Er wird begreifen, dass nicht Gott sich fernhält, sondern dass er selbst es ist, der oft abwesend war. Hat der Mensch schließlich den wahren Frieden der Seele und des Geistes erreicht, kann er sich für sein eigenes Heilsein und das Heilsein aller Wesen einsetzen. Diese innere Entwicklung verdanken wir unserer unstillbaren Sehnsucht nach dem Licht, das über unserem Leben leuchtet.

Sehnsucht

Hatte Sehnsucht verspürt nach Wahrheit und Frieden,
nach dem Heiler gesucht, der mich heilt und mich führt,
der die Dunkelheit nimmt und mit Licht mich berührt.

Bin in Klöstern gewesen, hab geforscht, hab gelesen,
hab gerufen bei Tag und bei Nacht.
Er war nirgends zu sehen, und so musste ich gehen,
ganz allein, jeder Schritt war bedacht.

Es war dunkel um mich, und ich fiel immer wieder,
doch so lernte ich gehen und mein Leben verstehen.
Erst dann kam die Welle, die mich hob und mich trug
in das Licht meiner Seele.
Hier fand ich Wahrheit und Frieden, hier ist die Quelle.
Und so lernt' ich, den Heiler zu seh'n.

Teresa Schuhl

Ich habe Gott zu allen Zeiten meines Lebens und in immer wieder anderer Gestalt erfahren: als einen Menschen, der mir zur Seite stand und mir einen Rat gab. Als eine Idee, die mir Aspekte für die Zukunft öffnete. Als Lösung für ein Problem. Als das Lächeln eines Kindes, als liebevolles Wort, als Sonnenstrahl.

Gott offenbart sich jedem Menschen zur rechten Zeit – dann, wenn er ihn am nötigsten braucht. Ich habe erkannt, dass ich mir die Freiheit nehmen kann, meinen eigenen Weg zu gehen, um Gott zu begegnen. Die Kraft, die mir daraus erwuchs, heilte meine Wunden.

Wie heilend es ist, alles, was uns geschickt wird, zunächst einmal zu akzeptieren, wurde mir durch eine Geschichte bewusst, die meine Mutter mir erzählte. Der Anlass waren Anfeindungen gewesen, denen ich ausgesetzt war. Ich wusste nicht, wie ich damit umgehen sollte, dass mir manchmal Missgunst und Spott entgegenschlugen, besonders von anderen Heilern, die meine Heilkraft skeptisch beurteilten. Ich fühlte mich von ihnen angegriffen und war sehr niedergeschlagen. Sollte ich mich zur Wehr setzen? Sollte ich ihren Neid mit Ablehnung beantworten? Sollte ich etwa meine Arbeit aufgeben?

Meine Mutter schüttelte den Kopf. »Es gibt Menschen«, sagte sie, »die dich in eine Grube stoßen. Jedes Mal, wenn sie an der Grube vorbeigehen, werfen sie eine Handvoll Erde und Schmutz auf dich. Was sie nicht bemerken: Um das zu tun, müssen sie sich bücken. Sie gehen in die Knie, um eine Portion Erde zu sammeln. Dabei vertiefen sie den Boden, auf dem sie stehen, statt sich über dich zu erheben. Indem sie nach und nach ihre eigene Grube schaufeln, wird mit jeder Handvoll Erde deine Grube weiter gefüllt. Geh einfach beiseite, wenn sie dich bewerfen, und beobachte, wie deine Grube flacher und flacher wird – bis du am Ende ganz leicht aus ihr heraussteigen kannst.« Wenn dich die Menschen später fragen, wie du es geschafft hast, aus der Grube herauszukommen, wird klar: Du hast ihren Schmutz als Rampe genutzt.

Energie bleibt letztlich immer Energie – auch wenn sie zunächst negativ ist. Es kommt nur darauf an, sie anzunehmen und in positive Energie umzuwandeln.

SPIRITUELLE UNTERERNÄHRUNG

Unser persönliches Glück ist oft unmittelbar mit unserer Gesundheit verbunden. Wer möchte nicht gesund sein, glücklich, gelassen? Aber wie wenige können von sich behaupten, tatsächlich gesund und glücklich zu sein? Auf die Frage: »Wie geht's?«, hört man oft ein Seufzen, und es folgt eine lange Liste von Beschwerden und Klagen. Merkwürdig genug: Obwohl wir in Zeiten immensen medizinischen Fortschritts leben, sind die Wartezimmer der Ärzte überfüllt. Viele Menschen fühlen sich krank. Die Kosten des Gesundheitswesens sind längst explodiert, und Begriffe wie »Volkskrankheit« weisen unmissverständlich darauf hin, dass nicht der Gesunde, sondern der Kranke heute zur Normalität geworden ist.

Doch nicht mit allen chronischen Krankheiten müssen wir uns abfinden, und auch akute Erkrankungen sind nicht immer Störfälle, die ein geordnetes Leben durchkreuzen. Nein, die Gründe liegen in unserer Lebensführung. Unsere Gesellschaft ist von innen her erkrankt. Viele Menschen leiden heute an spiritueller Unterernährung, die sie zunächst weniger spüren als körperliche Mängel. Aber wenn wir die Ehrerbietung unseren geistigen und seelischen Wurzeln gegenüber verlieren, dann verlieren wir auch das Wissen um unseren göttlichen Ursprung. Dann fehlt uns das Pendant zu unserer materiellen Existenz, unser Bezug zum Göttlichen.

Krankheiten sind aber auch oft Chancen, um zu reifen – auch wenn es zunächst schwer zu erkennen ist, welchen Sinn sie haben sollen.

So erlebte es auch Herr Peter, der nach einer langen Phase der Depression und einem Selbstmordversuch zwei Jahre in der Psychiatrie verbracht hatte. Nachdem er eine Weile in meine Praxis gekommen war, ging es ihm so gut, dass er seine alte Arbeit wieder aufnehmen konnte. Doch er empfand Wut und Schuldgefühle, weil er so viel Lebenszeit durch die Krankheit vergeudet hatte. »Natürlich hätten Sie in dieser Zeit eine Doktorarbeit schreiben können«, sagte ich ihm. »Doch jeder Mensch, der auf diesen Planeten kommt, erhält besondere Lebensaufgaben. Diese Aufgaben sind Kostbarkeiten, für die es keine Urkunden, keine Anerkennung und keine anderen Belohnungen gibt. Aufgaben wie die Überwindung einer schweren Krankheit oder den Verlust eines geliebten Menschen zu bewältigen, dafür braucht es oft ein ganzes Leben. Wenn wir diese Herausforderungen jedoch gemeistert haben, können wir eine reiche Ernte einfahren – Frieden, Weisheit, geistiges Erwachen, Menschwerden. Ich glaube nicht, dass Sie Ihre Zeit vergeudet haben: Ganz allein haben Sie den Weg durch die dunkelste Zeit Ihres Lebens geschafft. Auch wenn Sie ab und zu auf die Knie gefallen sind, sind Sie immer wieder aufgestanden. So haben Sie nicht eine Aufgabe gelöst, die Ihnen eine Institution gestellt hat, sondern eine viel wichtigere: die Ihrer Seele.«

Als Herr Peter das nächste Mal in meine Praxis kam, wollte er sich bei mir bedanken, dass ich ihn geheilt hätte. »Das Einzige, was ich gemacht habe, war, Ihnen eine riesige Taschenlampe in die Hand zu drücken und ab und zu die Batterien auszutauschen«, sagte ich. »Aber die Batterien sind von Gott?«, fragte er zurück. »Ich wüsste nicht, von wem sonst«, lautete meine Antwort.

Das Bewusstsein der Patienten, die unsere Praxis aufsuchen, kann ich nur beeinflussen, wenn es mir gelingt, eine Schwingung aufzubauen, die uns miteinander verbindet und die in der Physik als Resonanz bezeichnet wird. Sobald ich dieses Schwingen spüre, weiß ich, dass ein Moment eintritt, an dem wir beide, der Patient und ich, uns dem Göttlichen öffnen können. Hoffnung kehrt ein, und nichts zählt mehr als die Versöhnung mit unserem Leben. Das göttliche Licht durchströmt uns und gelangt in die tiefsten Schichten unseres Wesens. Wir haben einen »heiligen Raum« erreicht, wo Verstand und wissenschaftliche Beweisbarkeit nicht mehr zählen. Stille umfängt uns. Das ist die Ebene, auf der unsere Gebete erhört werden, auf der uns das Göttliche berührt.

Seit meiner Begegnung mit dem Licht im August 1992 befasse ich mich intensiv mit den Möglichkeiten von Spiritualität und Heilung, und ich habe erfahren, dass Heilung und Spiritualität zusammengehören. Dies war auch der Grund dafür, dass ich zusammen mit Dr. Wolfgang Bittscheidt die Ärzteakademie für Geistiges Heilen gegründet habe. Sie vermittelt die Grundlagen geistigen Heilens an Ärzte, die zuvor ausschließlich schulmedizinisch gearbeitet haben. Unser Ziel ist es, sie an das umfassende Heilen mit den Kräften des Bewusstseins heranzuführen und dabei auch die Ebenen zu berücksichtigen, die uns in unserer rein auf das Materielle ausgerichteten Medizin abhandengekommen sind.

Der Körper des Menschen ist für die meisten Mediziner der einzige behandelnswerte Bereich. Geist, Bewusstsein, Seele, Umwelt, Ängste, Einsamkeit und Verzweiflung eines Patienten werden nicht mehr gesehen; nur die äußerlich sichtbaren Symptome werden behandelt. Doch diese »Anwendungsmedizin« lässt viele Patienten frustriert und unzufrieden zurück. Deshalb müssen wir wieder zu einer »Zuwendungsmedizin« zurückfinden. Am Bewusstsein orientiertes oder »geistiges« Heilen nimmt auf die innersten Schichten des Menschen Bezug. In unseren Seminaren vermitteln wir Möglichkeiten des Heilens, die in tiefe menschliche Schichten hineinreichen, die für die herkömmliche Medizin nicht zu erreichen sind. Erst wenn wir diese Schichten erreichen, werden auch die Selbstheilungskräfte des Patienten aktiviert.

Seit fast einem Jahrzehnt heile ich acht bis neun Stunden am Tag, an sechs Tagen in der Woche. In dieser Zeit lernte ich, dass nicht nur Menschen mit körperlichen Leiden eine Heilerpraxis aufsuchen, sondern ganz besonders auch Menschen mit seelischen Belastungen, die oft wesentlich schwerer zu tragen sind als körperliche Symptome. Zwar möchten sie mit der Kraft Gottes geheilt werden, doch vor ihren Herzen hängen schwere Schlösser aus Schuld, Scham und Angst. Sie fürchten, das Licht könnte ihre Schwächen und ihre Sünden entdecken. Viele von ihnen leben nicht mit der Vorstellung eines liebenden, sondern eines strafenden Gottes.

So erlebte es auch ein Mann, der uns einen Brief in die Praxis schickte. Er war körperlich krank, litt aber mehr noch an inneren Höllenqualen, die ihn seit Jahren fest im Griff hatten. In seinem bewegenden Brief schilderte er sein Leid: »Meine Seele hat Krebs, und ich habe ganz viele schwarze Punkte auf meiner Seele. Deshalb wird sie bald sterben.« Ich war erschüttert. Mit bangem Herzen las ich, dass seine Mutter ihn von Kindheit an mit einer düsteren Drohung geängstigt hatte. Jedes Mal, wenn er etwas Böses getan hätte, so erzählte es ihm seine Mutter, setze Gott einen schwarzen Punkt auf seine Seele. Sei seine Seele schließlich voller schwarzer Punkte, müsse er sterben.

Selbst als Erwachsener lebte er immer noch im Bann dieser Vorstellung. An Vergebung oder gar Erlösung zu glauben, hatte ihm seine Mutter nicht beigebracht. Aber aus tiefstem Herzen ahnte der Mann, dass es einen liebenden Gott gibt, und so hatte er sich auf den Weg gemacht, dieser Ahnung zu folgen. Woher kam diese Angst, nicht nur seine, sondern auch die Angst seiner Mutter, die ihren Sohn mit solch schrecklichen Drohungen einschüchterte? Warum fürchtete sie einen Gott, der sie nährt, wachsen lässt und schließlich aufnimmt, wenn sie die Erde verlassen wird, um wieder nach Hause zu gehen?

In vielen Gesprächen mit Patienten wurde mir klar: In der religiösen Erziehung früherer Zeiten wurde die Lehre vom strafenden Gott vermittelt, und damit die unheilvolle Suggestion, jeder sei ein Sünder und trage große Schuld. Die Menschen fühlten sich klein und minderwertig angesichts einer solch unerbittlichen Gottheit. Die Verbundenheit mit Gott war zerrissen, und sie fühlten sich schuldig, oft ein Leben lang.

Schuld ist eine Bürde, unter der wir irgendwann zusammenbrechen. Jeder Pfarrer müsste seiner Gemeinde zurufen: »Wenn ihr einen Fehler gemacht habt, dann geht nach Hause und gebt ein großes Fest! Ladet alle Freunde ein, und wenn sich die Gäste freuen, wenn sie tanzen und lachen, dann sind alle Sünden vergeben!« Das wäre ganz im Sinne Gottes. Er möchte uns Liebe und Freude gewähren, denn er selbst ist die Liebe, die auf der Suche nach dem Verlorenen ist. So habe ich selbst das Göttliche erfahren, und was könnte ich als Heilerin Besseres tun, als diese Erfahrung weiterzugeben?

So kann ich vielen Menschen diese geistige Botschaft wieder bewusst machen: Gott ist Glaube, Hoffnung und Liebe. Ich kann ihnen zeigen, dass die göttliche Kraft den Menschen ins Gleichgewicht bringt und ihm hilft, auch seine Krankheit neu zu sehen. Die geistige Heilung lässt verschüttete Hoffnungen wiedererwachen. Im Kranken vollzieht sich ein entscheidender Wandlungsprozess: Er begreift, dass er selbst einen wichtigen Beitrag zu seiner Heilung leisten kann. Das heilende Licht erhöht die Schwingung seiner Seele, und der Nebel der Angst lichtet sich. Der Mensch spürt die göttliche Gegenwart und erkennt, dass er nicht allein ist.

Gott nimmt sich unserer Schmerzen und unserer Verzweiflung an – wer das einmal verstanden hat, wird sich nicht länger vor ihm fürchten. Er kann sich in das Urvertrauen zu Gott fallen lassen. Angst verwandelt sich in Stärke, Groll in Lebensmut. Eine tiefe Gelassenheit kehrt ein, körperliche Symptome lösen sich auf, und selbst Medikamente können besser wirken, weil keine innere Abwehr mehr verhindert, wahrhaft gesund zu werden.

Manchmal breiten die Leute ihre Medikamente vor mir aus, und dann frage ich sie: »Warum segnen Sie Ihre Tabletten nicht?« – »Segnen?«, wiederholen sie erstaunt. »Ja«, bekräftige ich dann, »segnen Sie die Tabletten, wie früher vielleicht Ihre Großmutter das Brot gesegnet hat.« Manchmal höre ich dann: »Stimmt, wir durften niemals ein Brot anschneiden, bevor es gesegnet worden war. Aber funktioniert das wirklich auch mit Tabletten?« Und ich erwidere: »Es gibt keinen Unterschied zwischen Geist und Materie. Mit der Segnung übertrage ich die Information heilender Energien auf die Tabletten wie auf das Brot. Schauen Sie, wenn ich Sie während der Behandlung berühre, dann rühre ich etwas in Ihnen an, was gleichermaßen Ihre Seele und Ihren Körper heilt. Auch ich habe einen materiellen Körper, dennoch kann ich heilende geistige Impulse auf Sie übertragen.«

Der Geist ist stärker, als die Materie es jemals sein kann. Im Grunde ist der Geist sogar die einzig wirkliche Realität. Deshalb sollten wir die Materie lieben und schützen, als Ausdruck des Geistes. Inder begrüßen einander mit dem Wort »Namaste«, was auf Sanskrit so viel heißt wie: »Ich beuge mich vor dem Göttlichen in dir.« Mit diesem Gruß drückt ein Hindu aus, dass das Göttliche überall und zu jeder Zeit in jedem anwesend ist. Ich habe diese Formel immer gemocht, weil darin das Wichtigste zum Ausdruck kommt: Ich erkenne in dir und mir das Göttliche, und deshalb werde ich es nie missachten oder missbrauchen.

Wer sich liebevoll wahrnimmt und als göttliches, geistiges Geschenk betrachtet, befindet sich auf dem Weg der Heilung. Er segnet sich. Denn segnen bedeutet auch: Ich nehme alles so an, wie es ist. Ich verurteile nicht, ich beurteile nicht, ich akzeptiere alles so, wie es mir gegeben wurde. Alles ist von Gott gewollt, der materielle Körper ebenso wie die Seele, der Schmerz wie die Gesundheit, die Trauer wie die Freude.

JEDER MENSCH IST EINZIGARTIG

Angenommen zu werden, ist das höchste Glück, das wir erfahren können. Wir sind alle Lieblingskinder Gottes. Ich lege den Menschen, die in unsere Praxis kommen, die Hände auf und bete, im Vertrauen darauf, dass ich tief mit Gott verbunden bin. Gott liebt mich, Gott liebt alle Menschen, geht es mir dabei durch den Sinn. Wie könnte ich seine heilende Energie empfangen und weitergeben, wenn nicht als sein Lieblingskind? Wie könnte ich für die Heilung der Menschen beten und für die Erfüllung meiner Bitten danken, wenn ich nicht eines von Gottes unzähligen Lieblingskindern wäre?

Das Göttliche drückt sich in der Einzigartigkeit alles Lebendigen aus. Kein Mensch gleicht dem anderen. Jeder hat seine eigene Identität, seine eigenen Gedanken und Gefühle. Jeder hat sein eigenes Gesicht und seine besonderen Eigenschaften. In der Bibel heißt es: »Gott kennt jeden mit seinem Namen.« Was sich in diesem Satz verbirgt, ist eine großartige Botschaft: Gott nimmt jeden Einzelnen so an, wie er ist, einzigartig und unverwechselbar.

Respekt und Achtsamkeit zeichnen einen lichterfüllten Menschen aus. Wir erkennen ihn daran, dass er sich nicht scheut, in die Knie zu gehen – aus Demut, aber auch aus Freude. Ich sah einmal ein Fußballspiel, bei dem ein brasilianischer Stürmer ein Tor schoss. Vor Freude riss er die Arme hoch. Und er ging in die Knie, während er ausrief: »Madonna mia!« Nicht nur Leid, auch Freude ist eine gewaltige Kraft, so gewaltig, dass man demütig in die Knie gehen kann, vor Dankbarkeit oder tiefer Erschütterung.

In westlichen Ländern hat eine grundlegende Bewegung der Menschen hin zu Geistigkeit und Spiritualität eingesetzt. Manchmal scheint es mir, dass der göttliche Urgrund auf den Flügeln dieser Bewegung wieder Einzug in das Bewusstsein der Menschen hält. Von einem amerikanischen Arzt hörte ich, die Entwicklung zur Spiritualität sei im Begriff, die größte Erfolgsgeschichte der modernen Medizin zu werden. Und was für die Menschen in den USA und ihre Medizin- und Heilsysteme gilt, das gilt auch bei uns in Deutschland, wenn auch vielleicht mit einer gewissen Verzögerung. Trifft es aber ganz generell zu, und dafür sprechen die Ergebnisse vieler wissenschaftlicher Untersuchungen, dann ist spirituelles Heilen das Gebot der Zeit. Das bedeutet, dass die Menschen, die von unserer Gesellschaft mit dem Siegel des Krankseins belegt worden sind, sich aufgemacht haben, Trost, Zuwendung und Verständnis wiederzufinden.

Diese Überlegung führt mich zu der Gewissheit, dass geistiges Heilen nicht nur eine Therapie für kranke Menschen ist, sondern grundsätzlich für alle, die sich mit sich selbst und in ihrem Leben nicht mehr wohlfühlen. Wir können noch weitergehen: Wie die Lehre des Ayurveda, so ist auch die Kunst des geistigen Heilens eine Lebensphilosophie, die uns zum Einklang mit der Natur und den Menschen und mit unserem Wesen bringt.

Die Menschen, die zur Behandlung in unsere Praxis kommen, zeigen sich oft berührt von der Offenheit meiner Gebete und beeindruckt von meiner Freiheit, das Göttliche auf meine eigene Art zu fühlen, ohne mich dabei an eine Institution zu binden. Ich habe diese Rolle nicht gesucht, doch ich bin froh, wenn die Patienten verstehen: Gott ist Liebe. Gott ist Geben, Gott ist Heilung. Gott nährt unser Wesen, führt unser Leben und inspiriert uns, wenn wir in Verbindung mit ihm bleiben. Diese Verbindung trägt uns schließlich auch, wenn wir die schwierigste Aufgabe unseres Lebens bewältigen müssen: dem Tod ins Auge zu blicken. Ich kann nicht sehen, ob jemand so weit ist oder nicht, das wäre anmaßend. Aber manchmal spüre ich den nahenden Tod, und dann habe ich das Bedürfnis, etwas zu erzählen.

In einem Fall nahm ich liebevoll die Hand der Patientin und streichelte sie, während ich sagte: »Alles wird heil, keine Angst. Als du auf die Erde kamst, fingen dich zwei liebevolle Hände hier auf, und genauso ist es, wenn du zurückgehst. Wieder fangen dich dann liebevolle Hände auf, so wie einst, als du geboren wurdest.« Die Frau, für die ich diese Worte sprach, hatte große Angst vor dem Tod gehabt. Nun lächelte sie mich friedlich an und bat mich: »Erzählen Sie es mir noch mal, Frau Schuhl.« Wieder tauchte ich in das Bild ein, bis ich das Gefühl hatte, auf beiden Seiten zu stehen – als würde ich diese Frau, die dem Tod so nah war, gleichzeitig loslassen und auffangen. Uns kamen beiden die Tränen. Mehrere Male noch erzählte ich die Geschichte, bis die Frau seufzte: »Ich bin so neugierig, wer mich da auf der anderen Seite empfängt!«

SANFT ZUR LIEBE UND MUTIG ZUR ANGST

Und es gibt sie doch ...

die Propheten, die Engel, die Heiligen, die Ärzte, die Lehrer und die Heiler. Manchmal begegnen uns Menschen, die all das in einer Person sind. Ich begegnete so einem Menschen. Nach all meinen Höhen und Tiefen, nach all dem Erfahrenen und Erlebten bat ich Gott, er möge mir, wenn ich so weit bin, den ersten Patienten schicken. Er schickte mir Wolfgang, und Wolfgang hatte eine ganze Praxis voller Patienten. Wir hatten uns Jahre zuvor flüchtig auf einem Kongress kennengelernt. Ich bewunderte seinen Mut, sein Charisma und vor allem sein Wesen. Er erzählte mir beiläufig, dass er in seiner orthopädischen Praxis an jedem Mittwochnachmittag Patienten mit geistigem Heilen behandle.

Auf diesem Kongress begegnete ich vielen Heilern und Lehrern. Doch sie alle lehrten mich nur eines: Ich wollte nie so werden wie sie. Ich wollte lieber werden wie die Putzfrau an der Raststätte, die mit einem Lächeln singend die Toiletten reinigte und sich bei jedem bedankte, ob er ihr nun ein Trinkgeld gab oder nicht. Ich wollte lieber so werden wie der Punker, den ich in Berlin getroffen hatte und der nichts anderes besaß als eine Plastiktüte mit ein paar Habseligkeiten, und der trotzdem jedem Menschen, der an ihm vorbeiging, einen schönen Tag wünschte. Und ich wollte so sanft-

Einmal ist keinmal, einma

R	L	R	L
SLAP	SLAP	SLAP	SLAPP

3 dritte Stimme Treiber dazu

Treiber

BASS	SLAP	SLAP	SLAP
R	L	R	L

mütig werden wie Wolfgang, der unermüdlich im Dienst seiner Patienten stand.

Ein alter Spruch sagt: »Wenn man Engeln begegnet, hinterlassen sie Spuren.« Wolfgang hinterließ eine Spur. Es war nicht die Weisheit, es war nicht das Wissen, es war etwas viel Kostbareres: Es war die Sanftmut, die mich berührte. Jesus sagt über die Sanftmütigen: »... denn sie werden die Erde besitzen.« Die Sanftmut ist die wichtigste Tugend des Heilers – sanft zur Liebe und mutig zur Angst.

Wir verloren uns für einige Zeit aus den Augen. Eines Tages fuhr ich zu meinen Eltern, denn ich hatte nach und nach erkannt, dass jede Fahrt zu ihnen ein segensreicher Weg war. So geschah es auch an diesem Tag: Ich hatte eine Vision. Mein Leben besteht nicht nur aus Visionen und Bildern. Ich stehe mit beiden Füßen im Leben, und gern schaue ich mir auch einen Film an, lese eine gute Illustrierte oder gehe shoppen. Doch dieser Tag stand unter einem anderen Stern, denn er veränderte in besonderem Maße mein Leben.

Plötzlich vernahm ich wieder diesen leisen Ruf. »Bist du bereit?«, hörte ich die Stimme, während ich zu meinen Eltern fuhr. »Bist du bereit?«, ertönte die Stimme ein zweites Mal. »Ja«, hörte ich mich sagen, auch wenn ich nicht wusste, wozu ich bereit sein sollte. Doch wenn der Ruf meines Herzens mich leise rief, ahnte ich bereits das Ausmaß seiner Wirkung. Zum dritten Mal hörte ich die Frage: »Bist du bereit?« Diese Schwingung ergriff mich so stark, dass ich den nächsten Parkplatz ansteuerte. Dann hörte ich mich sagen: »Ja, ich bin bereit.« – »Geh zu Wolfgang«, riet mir der Ruf. Wolfgang? Welcher Wolfgang? »Der Sanftmütige«, war die Antwort. Und sogleich erinnerte ich mich an die Begegnung bei dem besagten Kongress.

In der nächsten Woche besuchte ich Wolfgang in seiner großen orthopädischen Praxis. Ich kam zur Sprechstunde, deshalb wartete ich zunächst am Empfang. Als er aus dem gegenüberliegenden Behandlungsraum kam und mich erblickte, rief der sanfte Riese erleichtert: »Dich schickt der Himmel.« Wie recht er hatte, erfuhr er erst viel später.

Seit seinem Auftritt in einer Talkshow, in der er sich als Arzt und Heiler geoutet hatte, stand sein Telefon in der Praxis nicht mehr still. In mir sah er die weibliche Ergänzung bei seiner Arbeit des geistigen Heilens. Seit dieser Zeit heilen und lehren wir zusammen.

Zum Ganzen gehören

Die Sonne bewegt das All, lässt alle Sterne tanzen.
Wirst du nicht auch bewegt,
gehörst du nicht zum Ganzen.

Angelus Silesius

EINE VISION

Es war ein Treffen in der Nacht. Der große Weltengeist, der das Universum prägt und alles Leben tanzen lässt, ließ auch mich zu meiner Einheit finden. Mystische Offenbarungen öffneten sich mir, weil ich all meine Erfahrungen, seien es gute und schlechte, schätzte und nicht verurteilte. Und weil ich das Leben in mir würdigte. In dieser Nacht sollte mir die Offenbarung seiner Wahrheit noch klarer gezeigt werden.

Ich hörte die Stimme eines Mannes, dessen Gesicht ich nicht erkennen konnte. Er trug einen dunklen Mantel. Mit seiner ausgestreckten Linken stand er vor mir und hielt mir ein Streichholz entgegen. »Damit kannst du ein Feuer machen, das dich wärmt«, sagte er. »Aber gib acht, dass das Feuer nicht ausgeht.« Ich zuckte zusammen. Seine Stimme tat mir in den Ohren und im Herzen weh.

»Nein, ich möchte dein Streichholz nicht«, hörte ich mich sprechen. »Gut, dann bekommst du eine ganze Streichholzschachtel«, schlug er vor, »damit musst du aber zufrieden sein, denn jetzt hast du viele Streichhölzer und die Möglichkeit, deine Macht auszuleben, sooft du willst. Wenn du bereit bist, sie anzunehmen, bekommst du die Macht des Feuers. Es ist mehr wert als alles, wonach du trachtest.«

»Ich will keine Macht des Feuers«, war meine Antwort.

»Was?«, rief er erbost. »Du willst mehr als die Macht des Feuers? Nun gut, dann bekommst du mehr. Diesmal gebe ich dir einen Baum, und du wirst Herrscherin sein über die Erde. Ist das etwa nichts?« Seine Stimme klang hart und bestimmend, und noch immer schmerzte sie in meinem Herzen.

»Auch über die Erde will ich nicht herrschen«, rief ich zurück. Er lachte, und ein kalter, heftiger Wind riss mich von den Füßen. »Du bekommst einen ganzen Wald, sogar den Himmel gebe ich dir dazu! Dann herrschst du über Himmel und Erde und hast die höchste Macht, die ein Mensch auf Erden erlangen kann!«

Seine Stimme wirkte jetzt bedrohlich. Nun nahm ich sein Gesicht und sein graues Gewand wahr. Mich schauderte. »Ich will Gott, und nichts anderes«, rief ich. Er drehte sich um und ging.

Im selben Augenblick bemerkte ich, dass sich etwas an ihm verändert hatte. Und dann sprach er ein letztes Mal zu mir, doch diesmal mit klarer, warmer und friedlicher Stimme. Ich konnte auf einmal seine Augen erkennen und tauchte darin ein, als würde ich in die Unendlichkeit sehen.

»Ich komme zu dir, um mein letztes Angebot zu machen«, erklärte er. »Lehnst du es ab, wirst du alles verlieren. Dann wirst du ewig auf der Suche sein und nie an dein Ziel kommen. Die Macht über Himmel und Erde und über das gesamte Universum biete ich dir an, und wenn du auch dies verweigerst, muss ich für immer gehen.« Ich hörte seine Worte kaum noch, so stark spürte ich jetzt meine Sehnsucht nach Gott.

Es war diese Sehnsucht, die mich davor bewahrte, mich in den irdischen Dingen zu verlieren. Sie schützte mich davor, den Weltengeist zu vergessen und nach Macht und Geld zu streben. »Nein, nichts will ich von dir«, rief ich aus. »Keine Macht und kein Herrscher können mich je von dem großen Geist trennen.«

Mir war, als würde meine Stimme von überall widerhallen, als ich auch sein letztes Angebot ausschlug. Meine Augen schmerzten, ich konnte sie kaum öffnen, denn ich tauchte ein in ein strahlendes Licht.

»Du bekamst die Macht über das Feuer, doch du nahmst sie nicht an. Du bekamst die Macht über die Erde und den Himmel, und auch dazu hast du dich nicht hinreißen lassen. Nicht einmal die Macht über das Universum wolltest du. Du wolltest nur mich. Hier bin ich. Ich bin das Licht der ewigen Liebe, der Geist der Welt, der Atem jedes Lebens«, sagte die Stimme. »Ich bin hier, weil dir nichts wichtiger war als die Sehnsucht nach mir und meiner Glückseligkeit. Dein Verlangen nach mir und deine Hingabe ermöglicht es dir, mich zu erblicken. Dein Glaube hat sich immer wieder bewährt, als du ihn im täglichen Leben erprobt hast und nach ihm und aus ihm gelebt hast. Du hast dich nicht von deinen Zweifeln besiegen lassen, und schließlich wurde Vertrauen daraus. Wer sein Bewusstsein auf mich richtet und mich in seinem Herzen wohnen lässt, der hat die Kraft, seine Fesseln für immer zu lösen und sich von meiner Weisheit leiten zu lassen. Wer in mir lebt, der kann in einem einzigen Augenblick die Herzen der Menschen verwandeln.«

Noch immer war ich wie geblendet vom Licht, als die Stimme weitersprach: »Nur der Friede und die Freiheit deines Herzens bringen das wahre Glück, das dich durch dein Leben trägt. Schätze und achte diese Freiheit in jedem Augenblick deines Lebens. Deine innere Freiheit, du selbst zu sein und dich selbst zu leben, ist eine der ewigen Wahrheiten. Diese Wahrheit verliert niemals ihre Gültigkeit. Lass mich in dir leben, so wirst du niemals einsam sein und keinen Mangel spüren.«

Als ich erwachte, wusste ich: Das Wesen, das mir die ganze Macht der Welt geben wollte, war niemand anderes als das Licht selbst. Ich hatte es zunächst als Dunkelheit wahrgenommen, weil ich nur die Dunkelheit kannte. Ich sah erst das Grau, als meine Seele durch das Verlangen nach Liebe und Mitgefühl reiner geworden war. Je mehr ich mich selbst wandelte, umso lichtvoller wurde mein Gegenüber.

DANK AN MEINE WEGBEGLEITER

Seit vielen Jahren arbeite ich als Heilerin. Ich gab Menschen Rat und oft auch Heilung. Der Praxisbetrieb entwickelte sich gut, das Heilen wurde akzeptiert, und mit den Anmeldungen für die Ärzteakademie, die wir gründeten, kamen wir kaum nach.

In dieser Zeit traf das Schicksal gleich vier Menschen, die mir sehr, sehr nah sind, und sie wurden schwer krank. Meine beiden Großmütter verließen fast gleichzeitig ihr irdisches Leben, während meine Mutter und mein bester Herzensfreund in diesen Tagen auf der Intensivstation um ihr Leben kämpften. Zwei Umzüge waren schon seit Monaten geplant und mussten durchgeführt werden, der neue Kurs der Ärzteakademie begann, und Philipp saß in Spanien mit gebrochenem Herzen fest.

Den Patienten, die seit einem Jahr auf ihren Termin gewartet hatten, konnte ich nicht mehr absagen, und so musste ich es mit unvorstellbar belastenden inneren und äußeren Herausforderungen aufnehmen. Da besann ich mich auf all die wunderbaren Worte, die ich selbst den Menschen mitgab, wenn sie verzweifelt waren. Hoffnung, Vertrauen, Geduld und Gebet hatte ich ihnen mit auf den Weg gegeben, jetzt war ich aufgefordert, selbst danach zu handeln. Lebte ich wirklich, was ich sagte, oder sprach ich nur Sätze, die wunderbar klangen? Wie wahrhaftig war ich? Mit dieser

Frage betete, hoffte und wartete ich – und dann spürte ich eine Kraft in mir, die nicht meine eigene Kraft sein konnte. Wie von zwei Engeln getragen, schritt ich durch alle Anforderungen, die sich mir stellten, bis das unvermutet raue Schicksal sich wieder von mir verabschiedete.

In diesen Wochen und Monaten stand mir mit ihren heilenden Händen, ihrem Mut und ihrem reinen, gütigen, seligen Herzen Ljuba R., die Tierärztin und Heilerin aus Aachen, treu und stärkend zur Seite. Sie fragte nicht, wo und wie sie mir helfen könnte, sie tat es einfach. Claudia Kirsch, meine treueste Wegbegleiterin, wunderbare Heilerin und Schwester im Kampf gegen die Angst, scheute keine Entfernung und keinen noch so dunklen Schatten und räumte alles beiseite, damit mein Weg passierbar blieb. Ich danke Maro, die mich lehrte, dass es auch Engel mit dunklen Haaren gibt. Ich danke Thomas W., meinem Lieblingsradiologen und treuen Bruder; er ließ mich nie allein in irgendeinem Krankenhaus warten, sondern war oft schon vor mir da, mit Blumen und Keksen für die Kranken. Fast täglich bot er mir an, mich an seiner Schulter auszuweinen, doch wir lachten lieber gemeinsam und erzählten uns Radiologenwitze.

Besonderer Dank gilt auch Karin, Ferdi und Michael M. Sie haben immer an mich geglaubt, und deshalb werden sie immer in meinem Herzen bleiben. Wolfgang und Philipp, meinen treusten Begleiter, Jacki, Lommi und Trudi, Joachim und Gesine danke ich aus ganzem Herzen, sie gaben mir immer den Rahmen einer Familie. Ebenso meiner geliebten Schwester Eva, die in mir die Bilder meiner Kindheit wieder wachrief, damit ich bereit war, meine Lebensgeschichte aufzuschreiben. Sie alle waren Halt für mich, für mein Leben und mein Buch. In dieser Zeit begriff ich, wie viele wunderbare Seelen es doch auf der Erde gibt, allesamt Engel im Menschenkleid.

Nach einem rauen Schicksal kommt immer das Glück, so lautet das Gesetz, so wie nach jedem Regen die Sonne durch die Wolken bricht. Kurz bevor sich die Nebel um mich herum verzogen und meine Lieben sich langsam im Krankenhaus erholten, kamen auch schon die ersten Sonnenstrahlen.

Diese Strahlen des Glücks brachten mir weitere Begegnungen mit Engeln in Menschengestalt. Christian Strasser, der Vater vieler großer Verlage, hörte den Ruf des Wüstenmädchens. Augenblicklich machte er sich auf den Weg, um mir mitzuteilen, dass die Menschen meine Geschichte hören sollten. Er fühlte den Klang meiner Seele, bevor ich ihn vernahm. Und er stellte mir seine Mitarbeiterinnen und als Lektorin Caroline Colsman zur Seite, mit ihrem umfassenden Wissen über das Wesen starker Frauen und mit einem sicheren Gespür für das Heilige im Leben der Menschen. Sie half mir, die Perlen vom Grund meines Herzens zu einer kostbaren Kette zusammenzufügen.

Und schließlich verneige ich mich vor dir, Robbi, meinem Freund, großen Lehrer und Wegbegleiter. Du kamst, als ich bereit war.

MEDIZIN FÜR EINE NEUE ZEIT

Vom Geist des Heilens handelt vom Heilen und Heilwerden in unserer Zeit, die vor einer Wende steht. Ganzheitliches Heilen – einerseits mit den Möglichkeiten unserer modernen westlichen Medizinsysteme und anderseits mit den Möglichkeiten, die uns Bewusstsein und Emotionen bieten. Denn schon längst haben wir den Kontakt zu unserem innersten Wesen verloren, zu dem im tiefsten Sinne Geistigen in uns. Dr. med. Wolfgang Bittscheidt plädiert für die Rückkehr einer *Heiligen Medizin*, damit wir nicht länger Körper reparieren, sondern zurück zu unserer Seele finden. Sein Buch richtet sich nicht nur an Patienten und Menschen in Heilberufen, sondern an alle, die auf der Suche nach ihren Wurzeln sind.

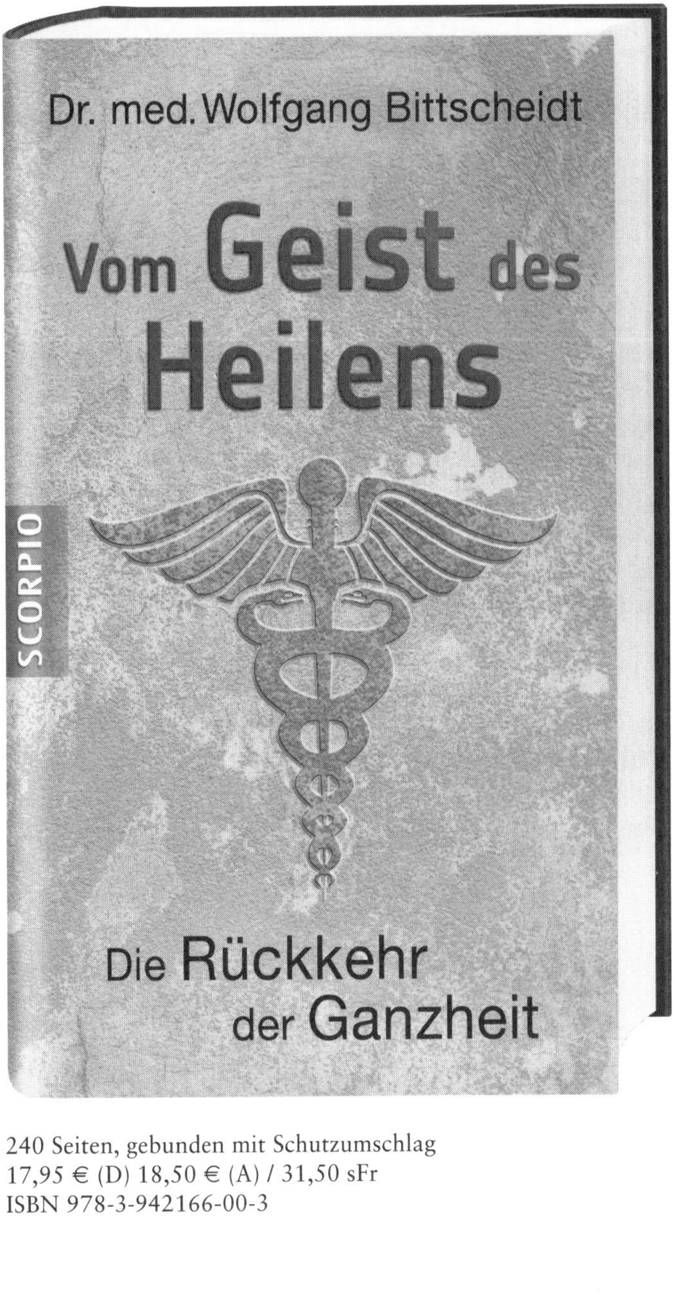
Dr. med. Wolfgang Bittscheidt
Vom Geist des Heilens
SCORPIO
Die Rückkehr der Ganzheit

DER BLICK IN DIE SEELE EINER HELLSEHERIN

Hellsehen ist ein Beruf, der wie kaum ein anderer eine Berufung ist. Schon seit ihrer Kindheit flüchtet sich Vera Sternsee in ihre Visionen, für die sie keine Sprache hat. Bis sie in einer Lichterscheinung Gott begegnet. Sie beginnt, ihre hellsichtigen und heilerischen Gaben zu nutzen, und begibt sich auf den spirituellen Einweihungsweg. Vera Sternsee zeigt, wie man seine eigene Medialität und innere Stimme entwickeln kann, um seine wahre Stärke zu finden und den Mut aufzubringen, das Schicksal in die eigene Hand zu nehmen. Denn die Vorhersage einer Hellseherin ist kein unabänderliches Dogma, sondern einer von vielen möglichen Wegen. Ändert der Mensch etwas im kosmischen Geschehen seines Lebens, so verändert sich sein ganzes Schicksal. Mit anderen Worten: Jeder Mensch ist selbst für sein Schicksal verantwortlich.

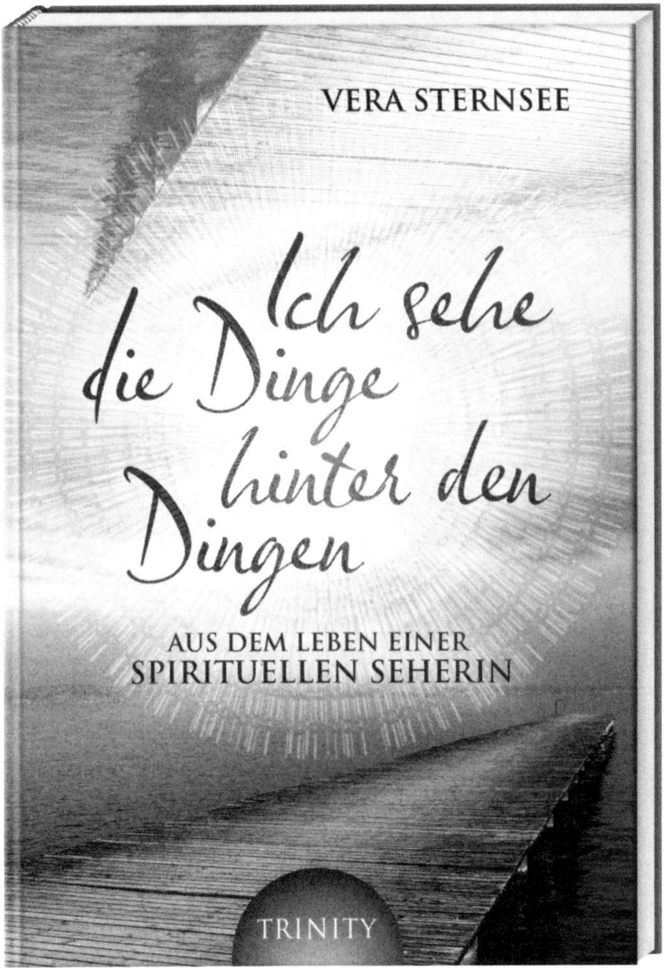
VERA STERNSEE
Ich sehe die Dinge hinter den Dingen
AUS DEM LEBEN EINER
SPIRITUELLEN SEHERIN
TRINITY

DAS NEUE STANDARDWERK ZUR QUANTENMEDIZIN

Dr. med. Lothar Hollerbach führt fundiert in die Hintergründe und die Geschichte der Quantenheilung ein und erklärt somit rückwirkend so manche Wunderheilung der Vergangenheit. Der Autor ist seit Jahrzehnten eine Koryphäe der ganzheitlichen Medizin und nimmt den Menschen in seinem individuellen Heilungswunsch ernst. Er bezieht seine Leser aktiv mit ein, zeigt, wie die Methode zur Selbstheilung angewendet wird, und gibt zahlreiche Beispiele aus seiner eigenen Praxis. Die Quantenheilungsmethode wirkt auf der subatomaren Quantenebene. Die Eingriffe laufen über kleine, schmerzlose, energetische Informationsportionen ab; der Schlüssel dazu ist unser eigenes Bewusstsein. Verknüpfen wir uns mit ihm und senden Informationen in Form zielgerichteter Gedanken aus, können wir angeschlagene Systeme harmonisieren. Im Gegensatz zu bisherigen Veröffentlichungen basiert Hollerbachs Methode nicht auf buddhistischen Prinzipien, sondern auf der christlichen Kultur des Abendlandes.